40万人を診た
専門医が教える

# 自分で痔を治す方法

平田雅彦
平田悠悟



アチーブメント出版

# はじめに

「痔になったみたいだけど、医者に行くのは恥ずかしいし……」

「病院に行きたいけど、スグ手術されるのはイヤ！」

「お尻から出てくるいぼ痔みたいなものを押し込んでも、なかなか元に戻らなくなってきた……」


お尻という場所が場所だけに、まわりに相談したくても、相談しづらい。病院に行きたくても、行きにくい。そんなモヤモヤを抱えていませんか？冒頭のようなお尻の悩みを一刻も早くスッキリさせて、健康になってほしい。本書は、そんな思いをきっかけにまとめたものです。

痔の自覚症状があるのは、実に日本人の3人に1人。痔はとてもポピュラーな病気です。

わたしは肛門科の専門医として、これまでに、のべ38万人以上の患者さんを診てきました。

今でも平田肛門科医院の三代目院長として、1日40人以上、年間1万2000人くらいの患者さんを診察しています。

患者さんと接していて常々感じていることがあります。それは「これほど多くの患者さんがいるのに、正しい情報が広く伝わっていない」ということ。「もっと早く治療に来てくれればよかったのに」

わたしはこれまで、そんな患者さんをたくさん診てきました。症状の軽いうちに治療すれば、痔はとても治りやすい病気です。

なのに、皆さんがなかなか病院に行く気になれないのは、「すぐに切られるんじゃないか」というイメージがあるのが大きな理由の1つでしょう。

ところが、今や痔は手術しないで治すのが世界の主流。

それではどうやって治すのでしょうか？

**何より大事なのは、生活習慣の改善です。というのも、痔は生活習慣病だからです。**

「便秘が慢性化している」

「下痢をしやすい」

「一日中座りっぱなし」

お尻に負担がかかる、こうした生活習慣が積もり積もって、痔となって現れてくるのです。

お尻がちょっと痛かったり、血が出てきたりするのは、体からのＳＯＳ信号。

この信号をとらえて生活習慣を少し変えるだけで、ほとんどの痔はよくなります。

それだけではありません。生活習慣を変えた結果、痔以外の病気がよくなる人もたくさんいます。**血圧や血糖値、中性脂肪やコレステロールの数値が下がる、体重がスルスル減るケースは、めずらしくないのです。**

人間には生来、自分で病気を治す力が備わっています。それも強い力です。それが「自己治癒力」です。自己治癒力を引き出すことによって、痔をはじめとする多くの病気がよくなります。

そうはいっても、何をどうすればいいのかわからないでしょう。

そこで、本書では痔の最新の治療法や自己治癒力の高め方をできるだけわかりやすく解説しました。

痔を治すのは、医者でも、薬でも、ましてや手術でもありません。
あなた自身が本来持っている力です。

目　次

## 第2章　痔は「自分で治す」が正解

## 第3章　痔のタイプ別最新治療

## 第4章 痔を自分で治す方法

## 第5章 専門医が教える 痔のQ&A

第1章

8つのタイプ別

# 痔克服ストーリー

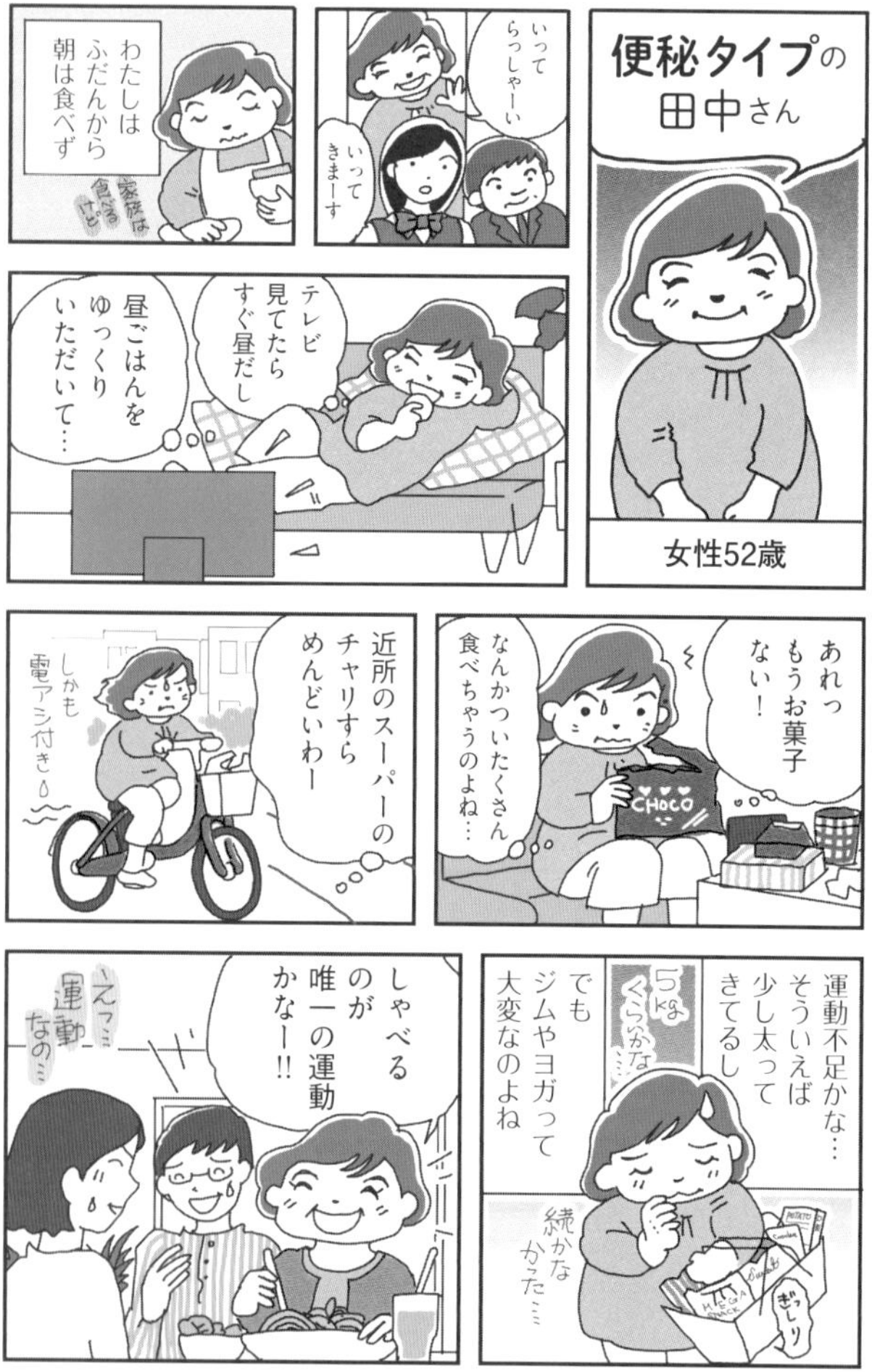
便秘タイプの田中さん
女性52歳
いってらっしゃーい
いってきまーす
わたしはふだんから朝は食べず
家族は食べるけど
テレビ見てたらすぐ昼だし
昼ごはんをゆっくりいただいて…
あれっもうお菓子ない！
なんかついたくさん食べちゃうのよね…
CHOCO
近所のスーパーのチャリすらめんどいわー
しかも電アシ付き
運動不足かな…
そういえば少し太ってきてるし
5kgくらいかな…
でもジムやヨガって大変なのよね
続かなかった…
ぎっしり
しゃべるのが唯一の運動かなー!!
えっ…運動なの…

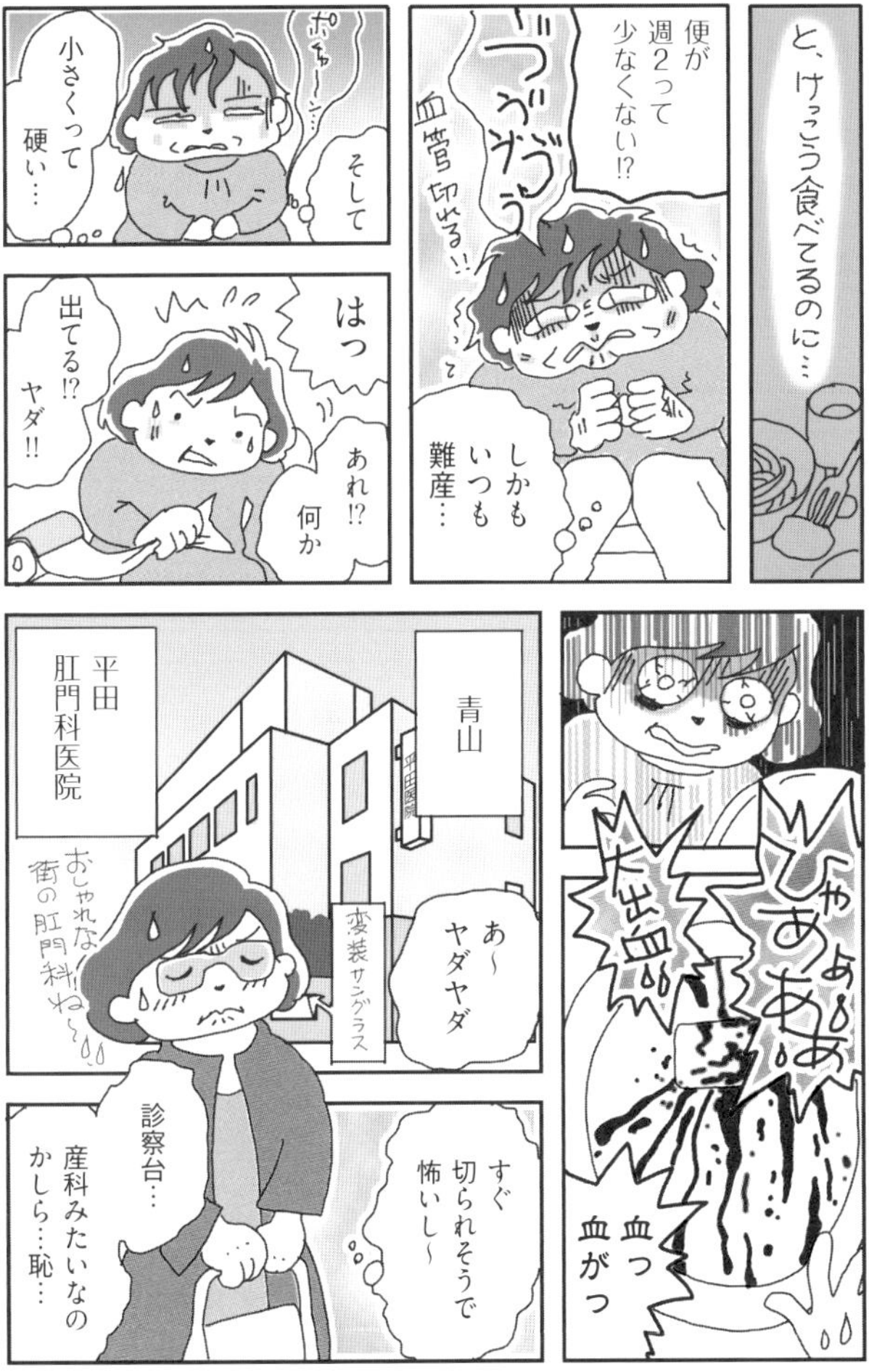
と、けっこう食べてるのに…
便が週2って少なくない!?
ぐうぐう
血管切れる!!
しかもいつも難産…
ぷぁ〜…
そして
小さくって硬い…
はっ
あれ!?何か
出てる!?ヤダ!!
ひゃあああ
大出血
血っ血がっ
青山
平田肛門科医院
おしゃれな街の肛門科ね〜
変装サングラス
あ〜ヤダヤダ
すぐ切られそうで怖いし〜
診察台…
産科みたいなのかしら…恥…

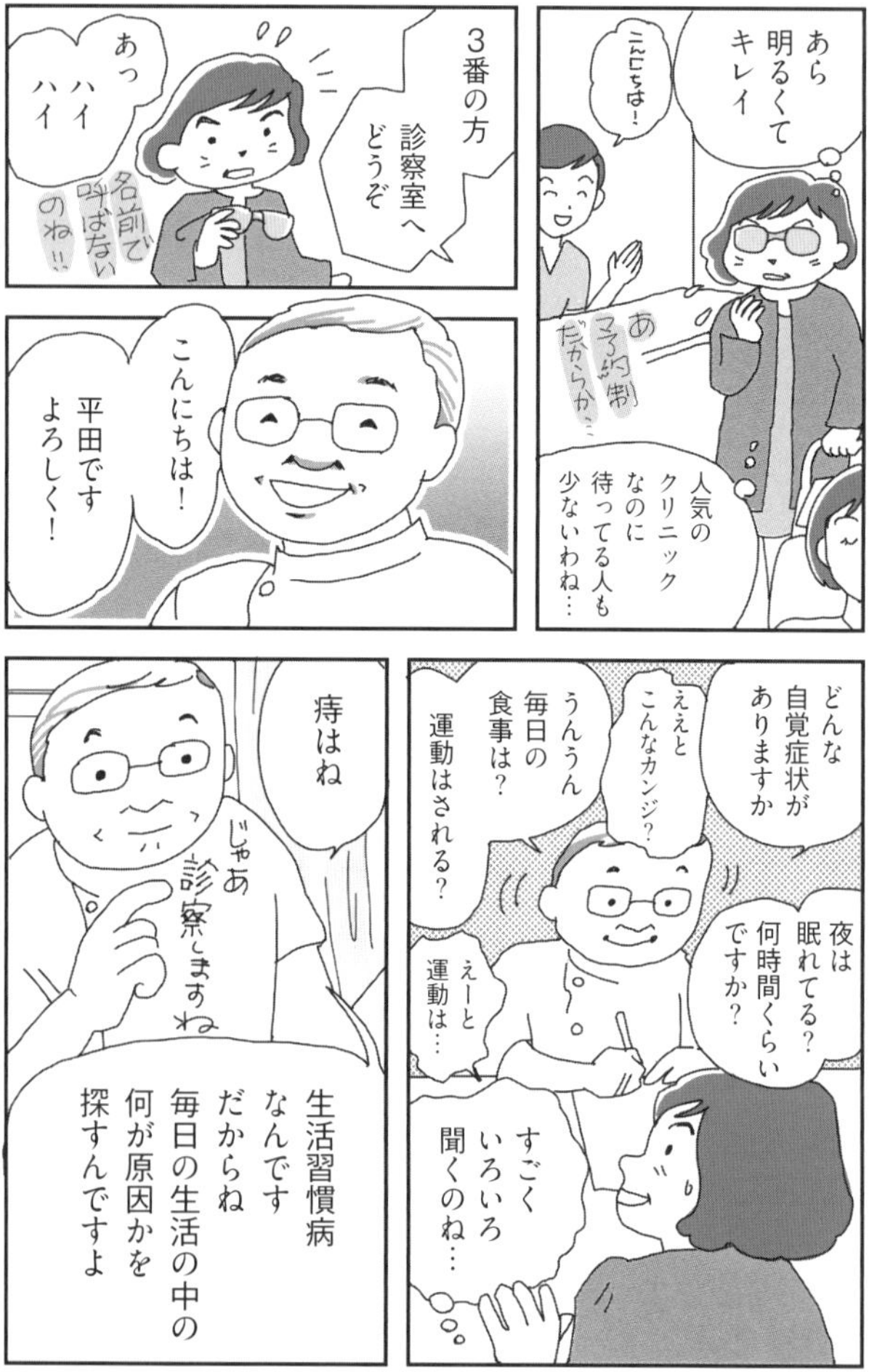
あら 明るくて キレイ
こんにちは！
あ 予約制だからか…
人気のクリニックなのに待ってる人も少ないわね…
3番の方
診察室へどうぞ
あっ ハイハイ
名前で呼ばないのね!!
こんにちは！
平田です よろしく！
どんな自覚症状がありますか
ええと こんなカンジ？
うんうん 毎日の食事は？
運動はされる？
夜は眠れてる？ 何時間くらいですか？
えーと 運動は…
すごくいろいろ聞くのね…
痔はね
じゃあ診察しますね
生活習慣病なんです だからね 毎日の生活の中の何が原因かを探すんですよ

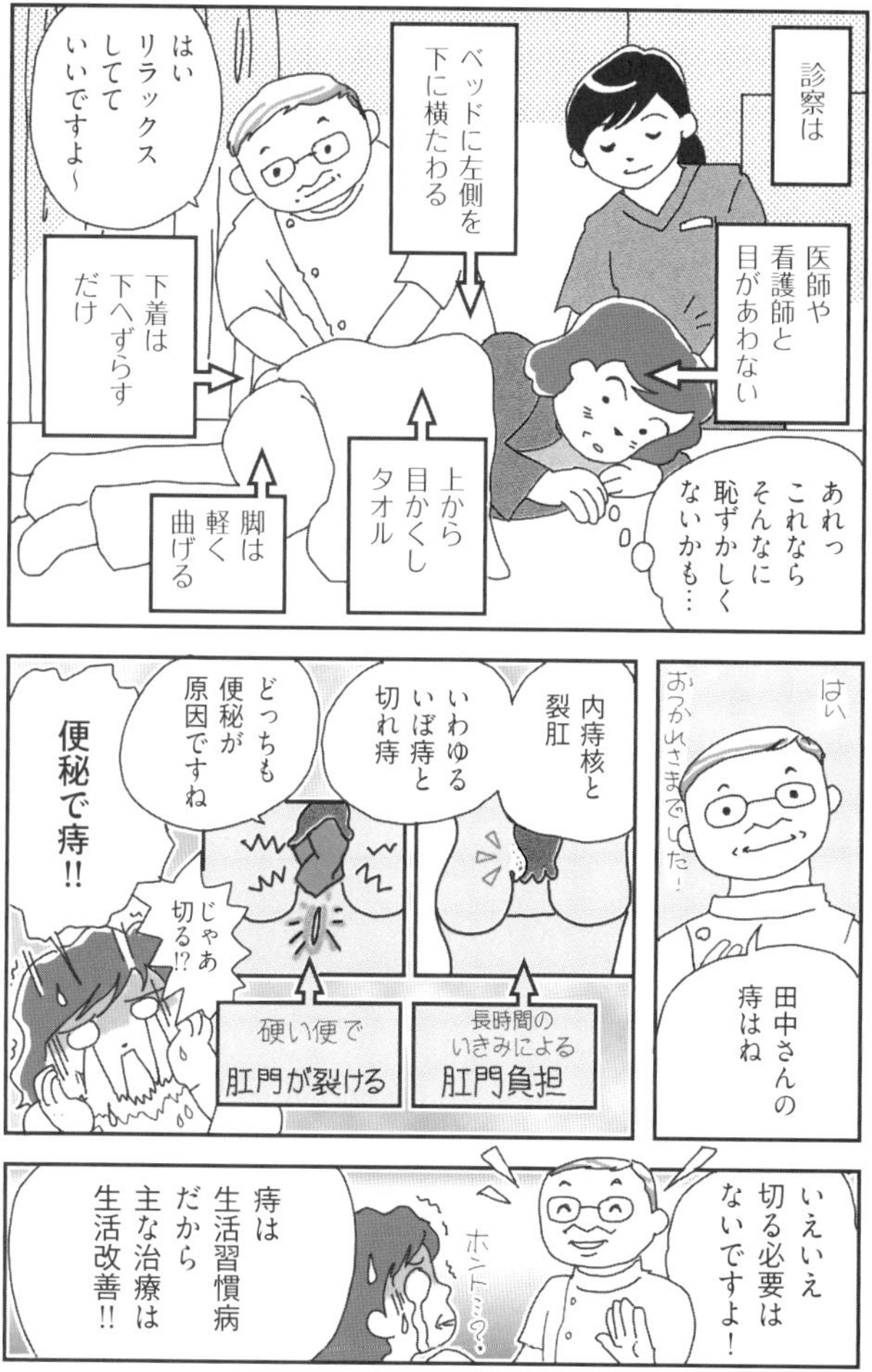
診察は
医師や看護師と目があわない
ベッドに左側を下に横たわる
はい リラックスしてていいですよ～
下着は下へずらすだけ
上から目かくしタオル
脚は軽く曲げる
あれっ これならそんなに恥ずかしくないかも…
はい おつかれさまでした！
田中さんの痔はね
内痔核と裂肛
いわゆるいぼ痔と切れ痔
どっちも便秘が原因ですね
長時間のいきみによる肛門負担
硬い便で肛門が裂ける
便秘で痔!!
じゃあ切る!?
いえいえ切る必要はないですよ！
痔は生活習慣病だから主な治療は生活改善!!

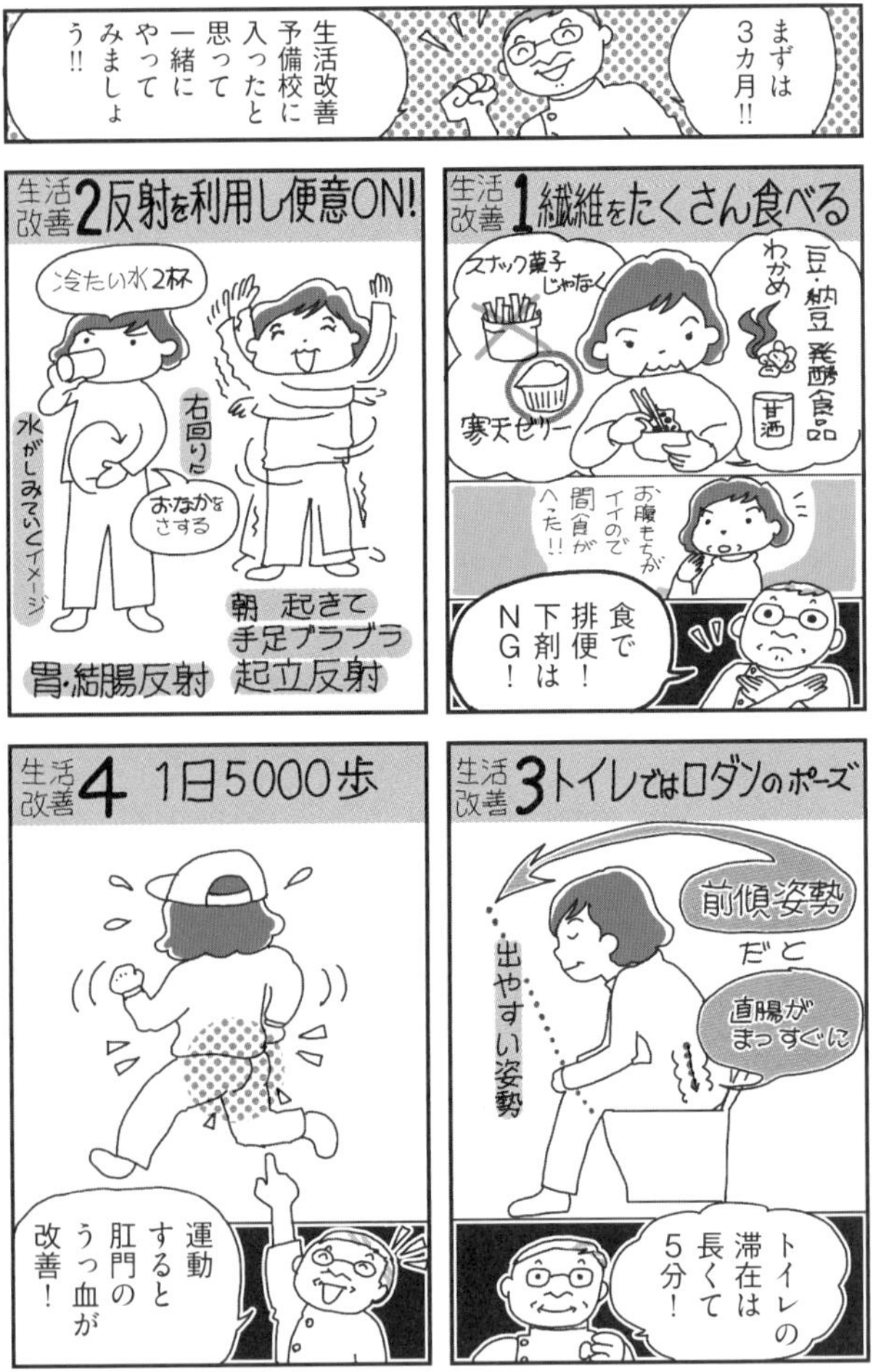
まずは3カ月!!
生活改善予備校に入ったと思って一緒にやってみましょう!!
生活改善1 繊維をたくさん食べる
豆・納豆 発酵食品
わかめ
甘酒
スナック菓子じゃなく
寒天ゼリー
お腹もちがイイので間食がへった!!
食で排便! 下剤はNG!
生活改善2 反射を利用し便意ON!
冷たい水2杯
水がしみていくイメージ
右回りに
おなかをさする
胃・結腸反射
朝 起きて 手足ブラブラ
起立反射
生活改善3 トイレではロダンのポーズ
前傾姿勢だと
直腸がまっすぐに
出やすい姿勢
トイレの滞在は長くて5分!
生活改善4 1日5000歩
運動すると肛門のうっ血が改善!

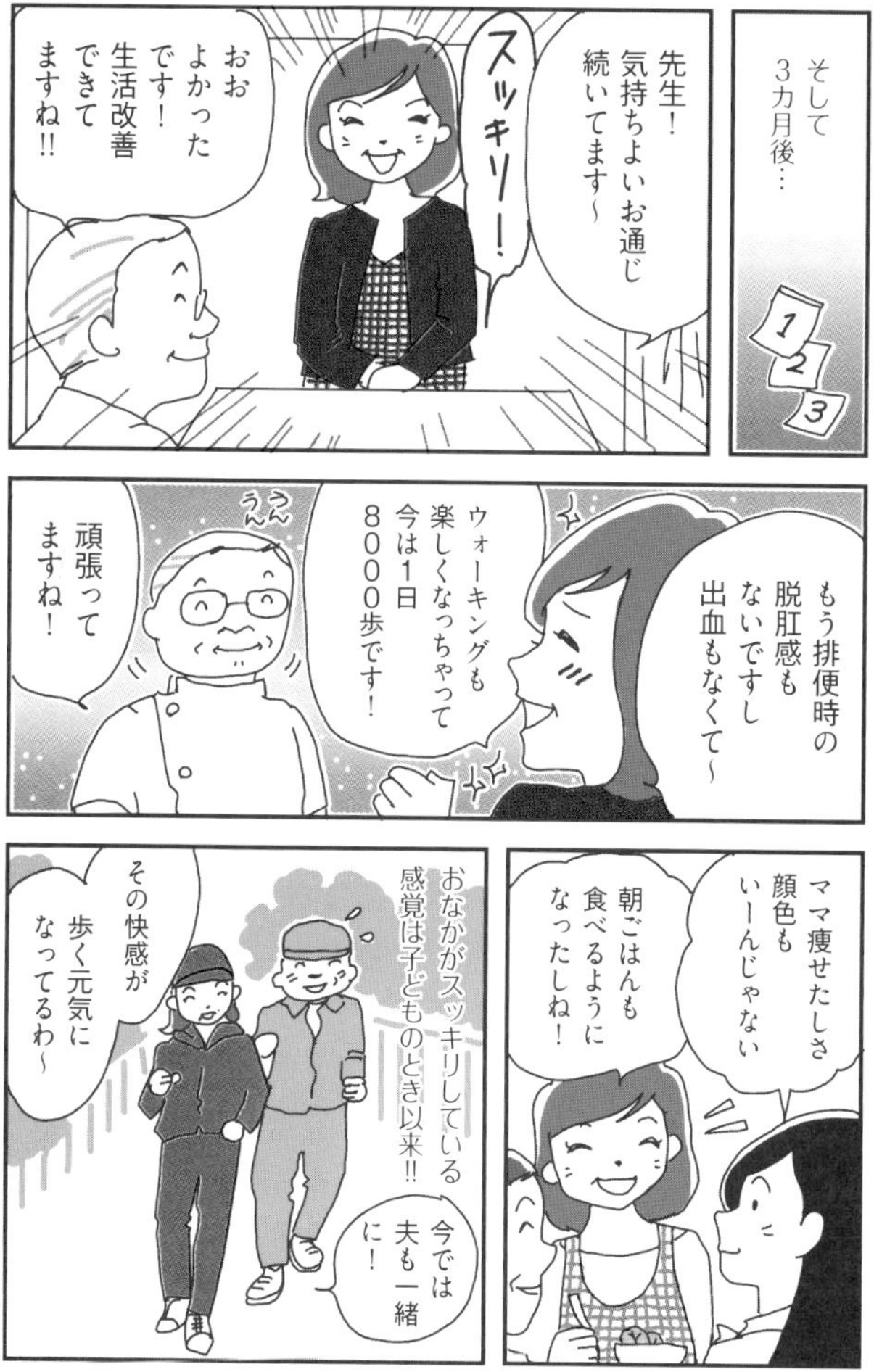
そして3カ月後…
先生！気持ちよいお通じ続いてます～
スッキリ！
おおよかったです！生活改善できてますね!!
もう排便時の脱肛感もないですし出血もなくて～
ウォーキングも楽しくなっちゃって今は1日8000歩です！
うんうん
頑張ってますね！
ママ痩せたしさ顔色もいーんじゃない
朝ごはんも食べるようになったしね！
おなかがスッキリしている感覚は子どものとき以来!!
今では夫も一緒に！
その快感が歩く元気になってるわ～

平田先生より

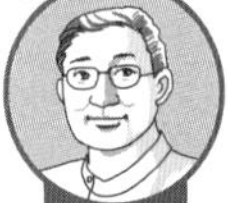

## 「便秘タイプは食物繊維&運動で改善！」

もし、自分の便を手に塗って放置しておいたら、どうなるでしょうか？手の皮膚は炎症を起こして真っ赤にはれあがるはずです。

というのも、便は皮膚にとって刺激の強いアルカリ性で、しかも細菌がたくさん含まれているから。そんな便が通っても、直腸や肛門がダメージを受けないのは、体を守る「局所免疫」が強く働いているためです。

ところが、刺激物である便を何日も直腸や肛門管にためこんでしまうと、局所免疫の働きが追いつかず、手に負えなくなってしまうのです。

そうなってしまっては、肛門に炎症が起きないほうが不思議なくらいです。

さらに、便秘の便は硬さを増すため、排便のときに強くいきまざるをえません。すると、お尻に大きな負担がかかってしまいます。硬い便が通ることで、薄くて繊細な肛門の粘膜を傷つけることにもなります。

こうしたことから、便秘は痔の大きな原因のひとつなのです。

女性は便秘になりやすいため、当然、痔の女性患者さんは多いのですが、やはり場所が場所だけに、恥ずかしがって病院に来られず、悪化させてしまうケースが多いようです。しかし、心配はご無用。マンガにあったように、大多数の肛門科では、**患者さんのプライバシーを守るよう、最大限配慮しているのが普通です**。早めに受診すれば、それだけ治るのも早くなります。

田中さんのように、**痔を治すためには、まず便秘を治すのが先決**。

食事では、食物繊維を積極的にとるのが大切です。1日の目標は、20gが目安。納豆などの大豆製品や海草、穀類などを積極的にとりましょう。味噌やヨーグルトといった発酵食品もいいですね。たとえば、普段使っている塩を塩麹に変えるというのも、お手軽でおすすめです。

同時に、毎日歩くのを少し増やすだけで、お通じがよくなっていきますよ。

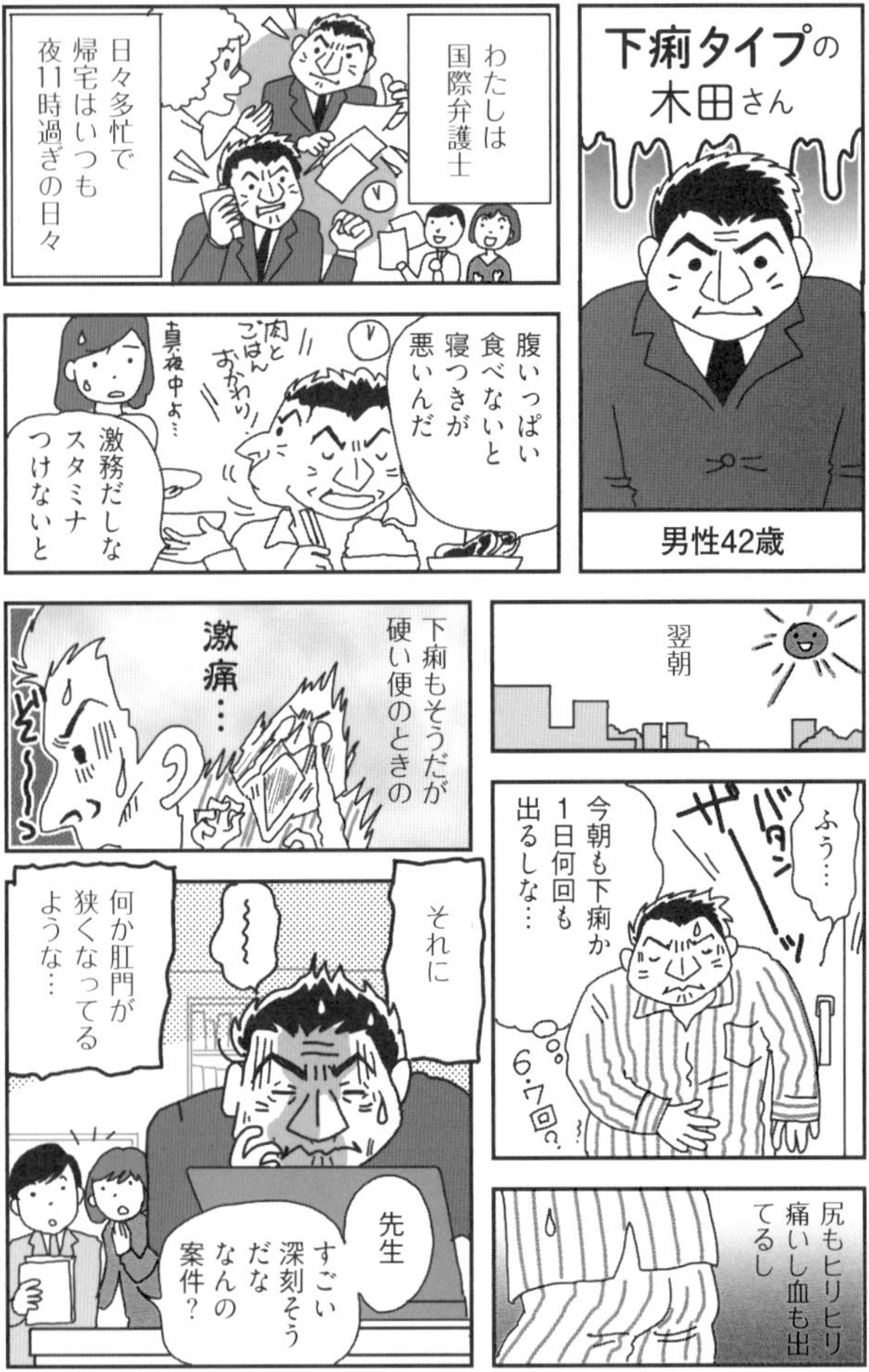
下痢タイプの木田さん
男性42歳
わたしは国際弁護士
日々多忙で帰宅はいつも夜11時過ぎの日々
腹いっぱい食べないと寝つきが悪いんだ
肉とごはんおかわり！
真夜中よ…
激務だしなスタミナつけないと
翌朝
下痢もそうだが硬い便のときの
激痛…
いて〜〜っ
バタン
ザーッ
ふう…
今朝も下痢か1日何回も出るしな…
6・7回？
尻もヒリヒリ痛いし血も出てるし
それに
何か肛門が狭くなってるような…
先生
すごい深刻そうだななんの案件？

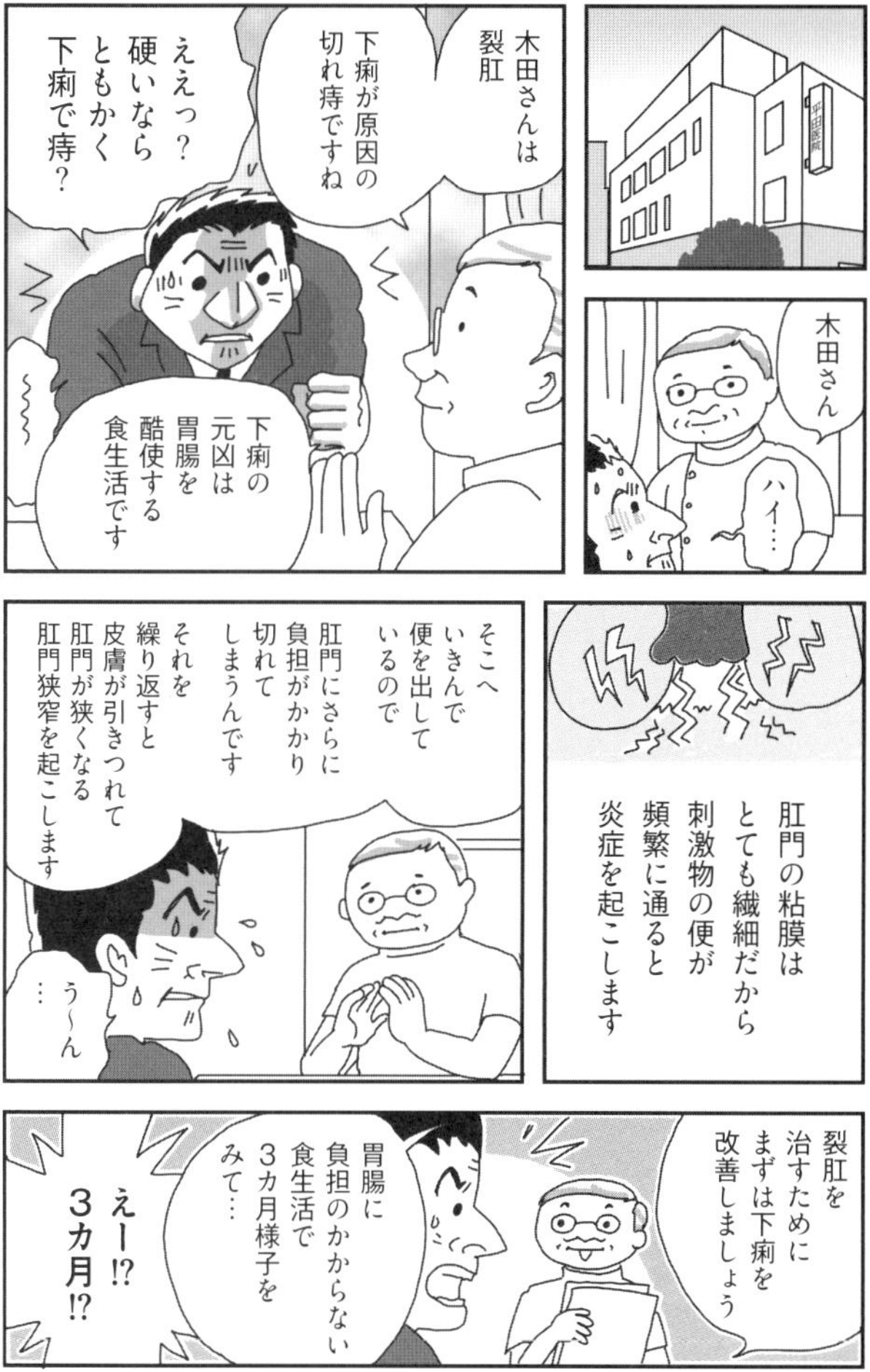
木田さん
ハイ…
木田さんは裂肛
下痢が原因の切れ痔ですね
ええっ？硬いならともかく下痢で痔？
下痢の元凶は胃腸を酷使する食生活です
肛門の粘膜はとても繊細だから刺激物の便が頻繁に通ると炎症を起こします
そこへいきんで便を出しているので肛門にさらに負担がかかり切れてしまうんです
それを繰り返すと皮膚が引きつれて肛門が狭くなる肛門狭窄を起こします
う～ん…
裂肛を治すためにまずは下痢を改善しましょう
胃腸に負担のかからない食生活で3カ月様子をみて…
えー!? 3カ月!?

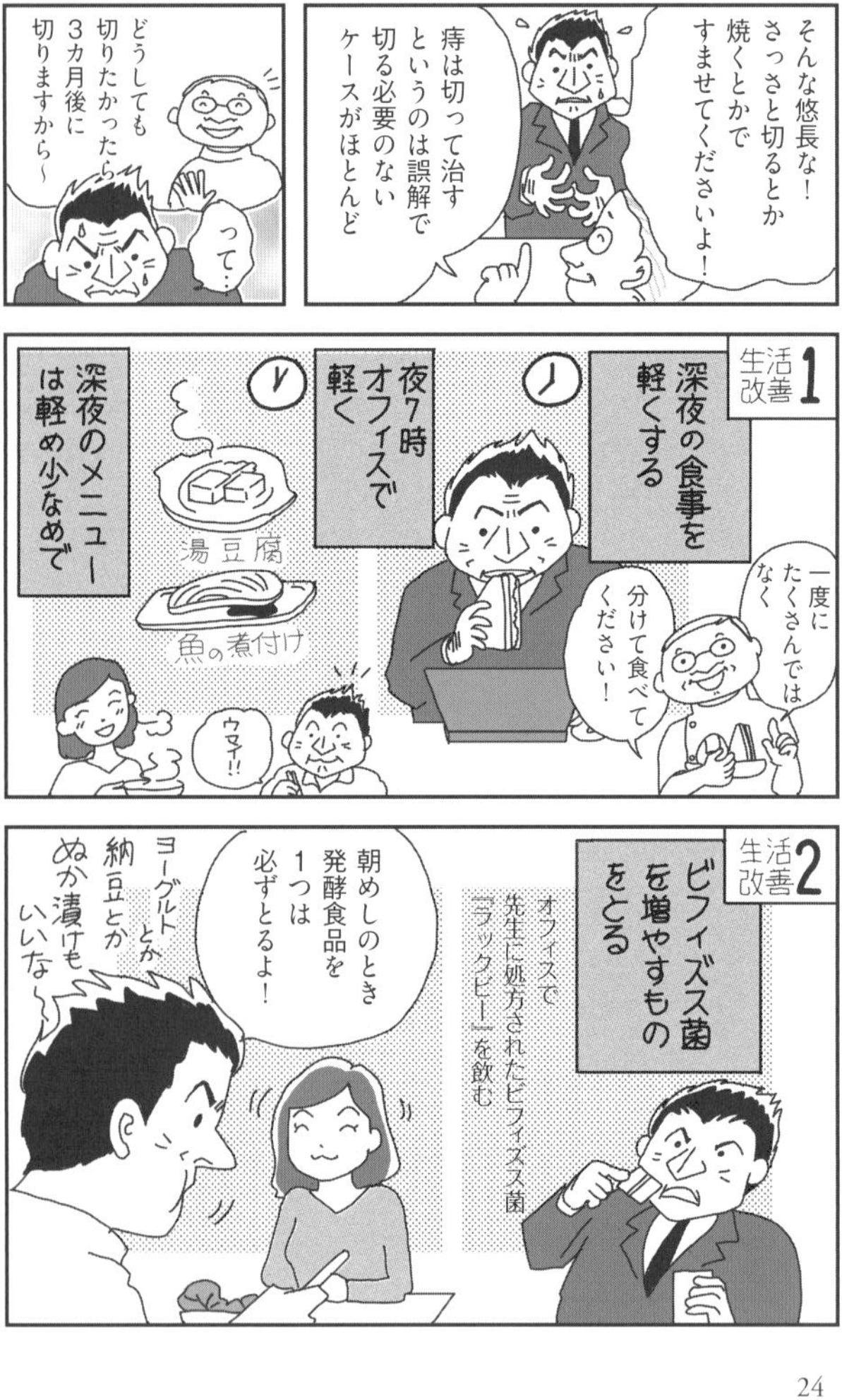
そんな悠長な！
さっさと切るとか
焼くとかで
すませてくださいよ！
痔は切って治す
というのは誤解で
切る必要のない
ケースがほとんど
どうしても
切りたかったら
3カ月後に
切りますから〜
って…
生活改善1
深夜の食事を軽くする
夜7時オフィスで軽く
一度にたくさんではなく
分けて食べてください！
深夜のメニューは軽め少なめで
湯豆腐
魚の煮付け
ウマイ!!
生活改善2
ビフィズス菌を増やすものをとる
オフィスで先生に処方されたビフィズス菌『ラックビー』を飲む
朝めしのとき
発酵食品を
1つは
必ずとるよ！
ヨーグルトとか
納豆とか
ぬか漬けもいいな〜

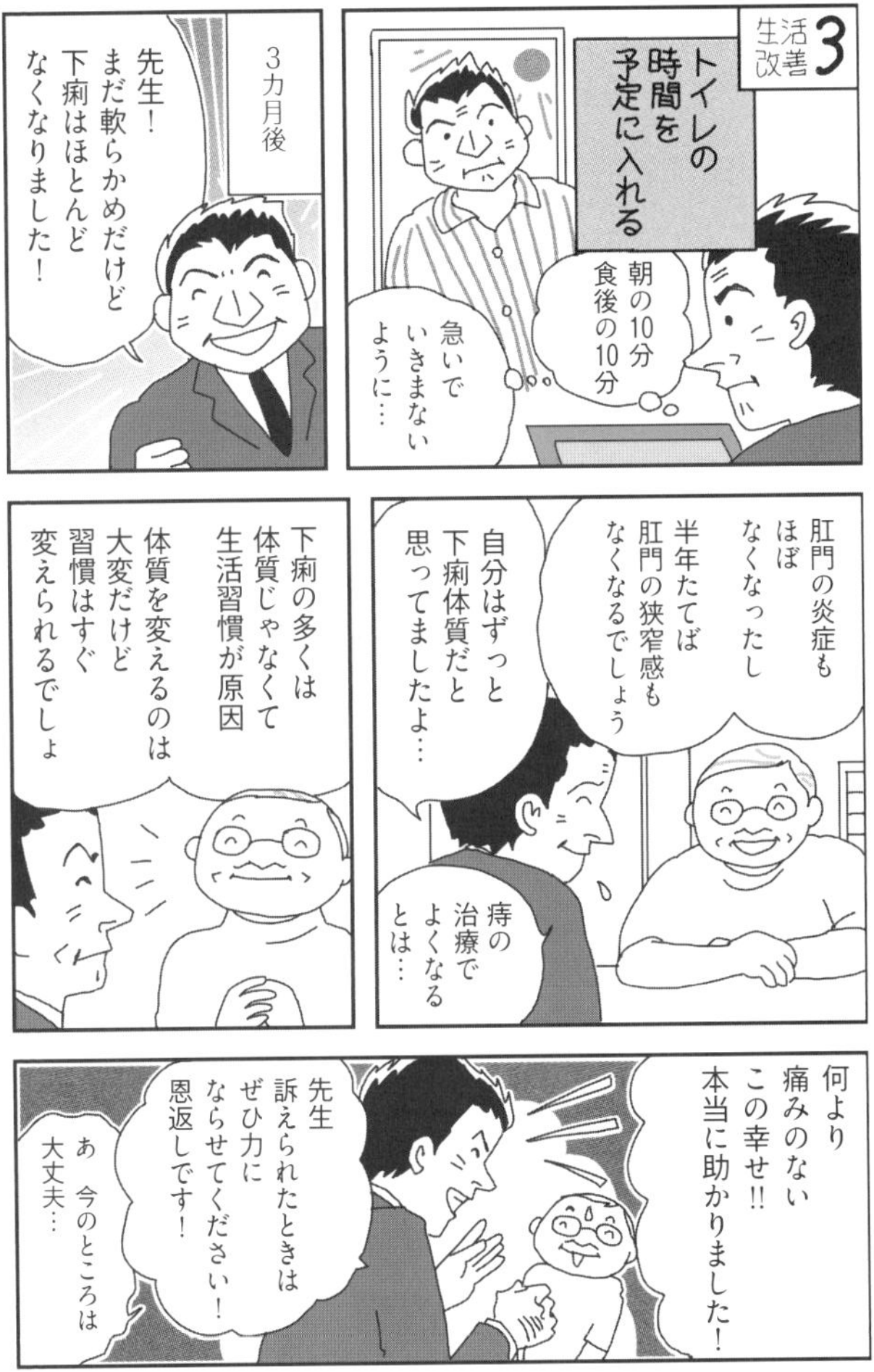
生活改善3
トイレの時間を予定に入れる
朝の10分 食後の10分
急いでいきまないように…
3カ月後
先生! まだ軟らかめだけど下痢はほとんどなくなりました!
肛門の炎症もほぼなくなったし 半年たてば肛門の狭窄感もなくなるでしょう
自分はずっと下痢体質だと思ってましたよ…
痔の治療でよくなるとは…
下痢の多くは体質じゃなくて生活習慣が原因
体質を変えるのは大変だけど習慣はすぐ変えられるでしょ
何より痛みのないこの幸せ!! 本当に助かりました!
先生 訴えられたときはぜひ力にならせてください! 恩返しです!
ぁ 今のところは大丈夫…

平田先生より

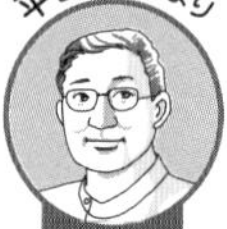

## 「下痢タイプは食事を改善すれば手術せずに治ります！」

木田さんのように、男性はストレスが下痢となって現れやすく、1日に何度も慌ててトイレに駆けこむ、という人が少なくありません。

あまり知られていませんが、便秘だけでなく、下痢もお尻の大敵です。

下痢のとき、どのように便が出てきますか？　焦りや痛みから早く済ませようと、腹圧をかけてものすごい勢いで出してはいませんか？

**刺激物である便が頻繁に通ること自体、肛門の粘膜を傷つけてしまうのに、さらに強い勢いが加わり、粘膜が裂けて裂肛（切れ痔）を起こします。**

そして「なんとなく狭くなったような…」という木田さんの予感は、この裂肛を繰り返すことで起こる「肛門狭窄《こうもんきょうさく》」のせい。切れた粘膜が治るときに肛門が引きつれて、肛門が狭くなってしまうのです。

さらに、肛門には肛門腺窩《せんか》という小さな穴が12個くらいあいていますが、ここに便が入りこむことで痔ろう（あな痔）になってしまうことも。痔ろうになると、100％手術です。下痢を甘く見てはいけないのです。

手術してすぐに治してほしいと木田さんは訴えていましたが、裂肛は手術なしで治るケースがほとんど。**たとえ手術で治ったとしても、生活習慣を変えなければ、また別の場所が裂肛になるだけです。**

木田さんは国際弁護士という職業柄、海外との時差の関係で深夜まで仕事しなければならないこと自体は変えようがありませんが、食事の内容はその気になればすぐに変えられます。

深夜に脂っこい夕食をとれば、消化しきれず下痢になってしまうのは当然です。実際、木田さんは食事を改善したらすぐに下痢は止まり、裂肛も自己治癒力で自然と治りました。正しい生活を続けることで、半年後には肛門狭窄も改善されました。

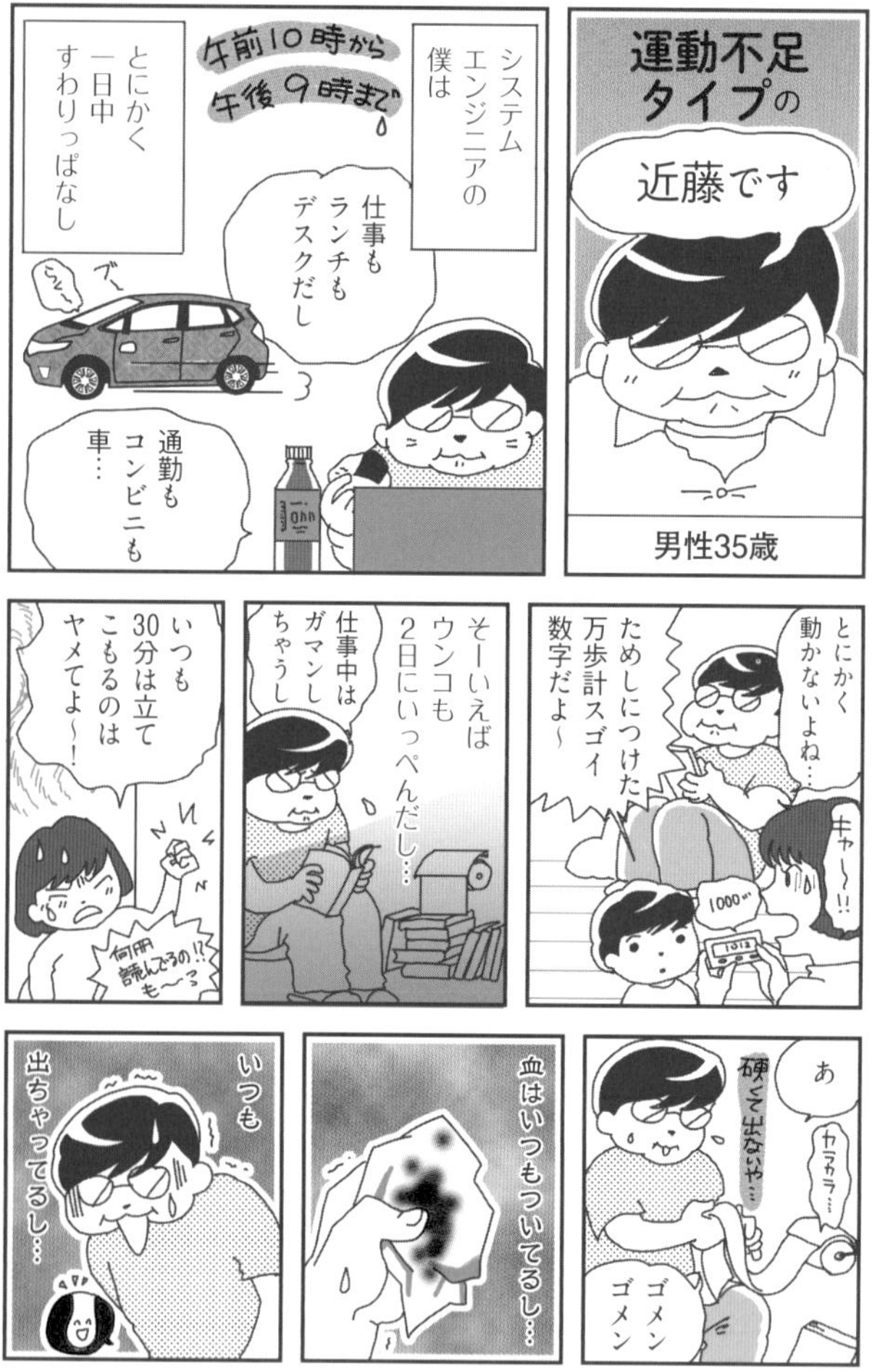

運動不足タイプの
近藤です
男性35歳
システムエンジニアの僕は
午前10時から午後9時まで
とにかく一日中すわりっぱなし
仕事もランチもデスクだし
通勤もコンビニも車…
とにかく動かないよね…
ためしにつけた万歩計スゴイ数字だよ～
キャ～!!
そーいえばウンコも2日にいっぺんだし…
仕事中はガマンしちゃうし
いつも30分は立てこもるのはヤメてよ～!
何冊読んでるの!? も～っ
あ
硬くて出ないや…
カラカラ…
ゴメンゴメン
血はいつもついてるし…
いつも出ちゃってるし…

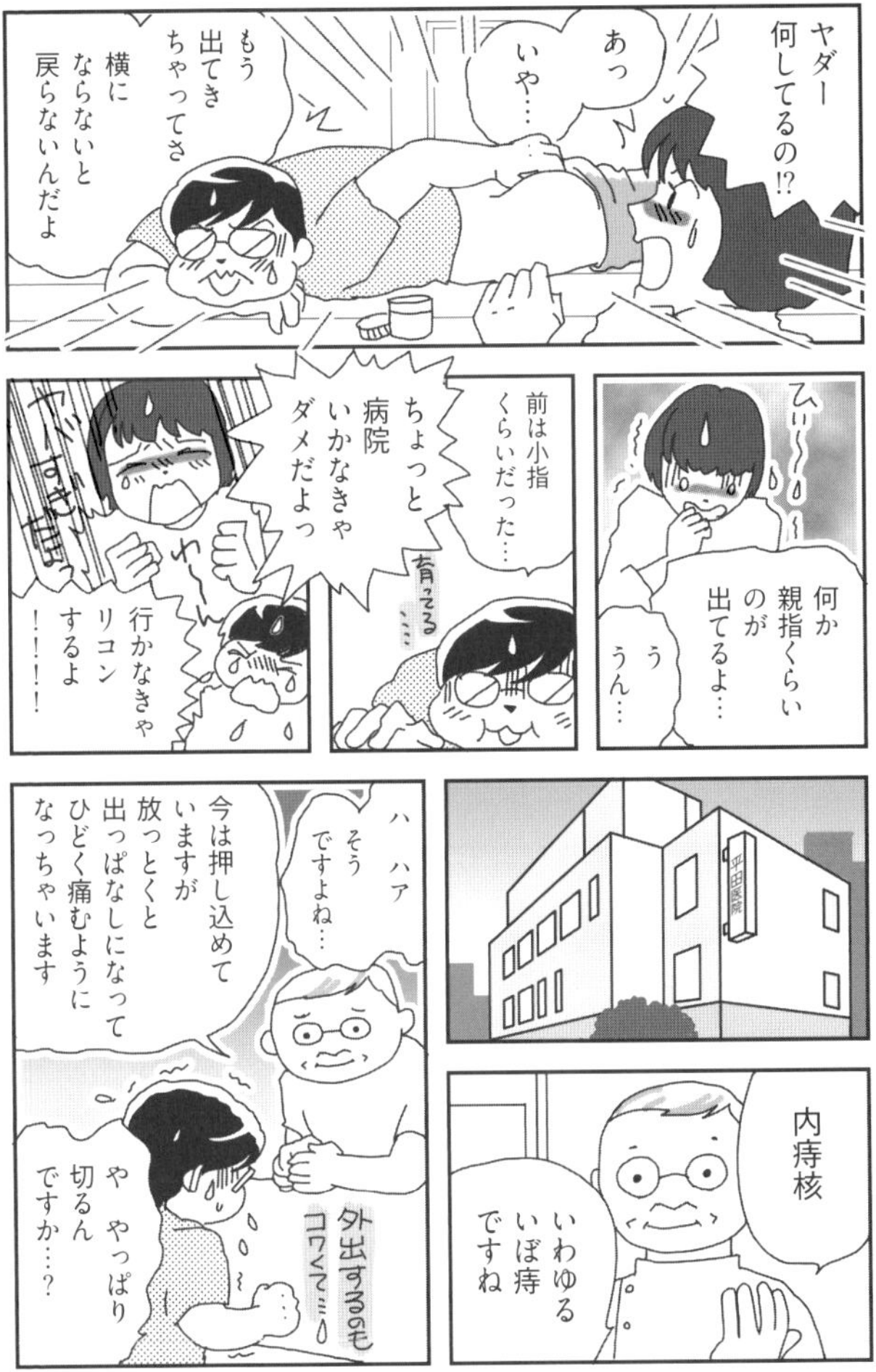
ヤダー何してるの!?
あっ いや……
もう出てきちゃってさ横にならないと戻らないんだよ
ひぃ〜〜
何か親指くらいのが出てるよ…
う うん…
前は小指くらいだった…
育ってる…
ちょっと病院いかなきゃダメだよっ
ヤバすぎ
わ〜ん
行かなきゃリコンするよ!!!!
平田医院
内痔核
いわゆるいぼ痔ですね
ハ ハア
そうですよね…
今は押し込めていますが放っとくと出っぱなしになってひどく痛むようになっちゃいます
や やっぱり切るんですか…?
外出するのもコワくて…

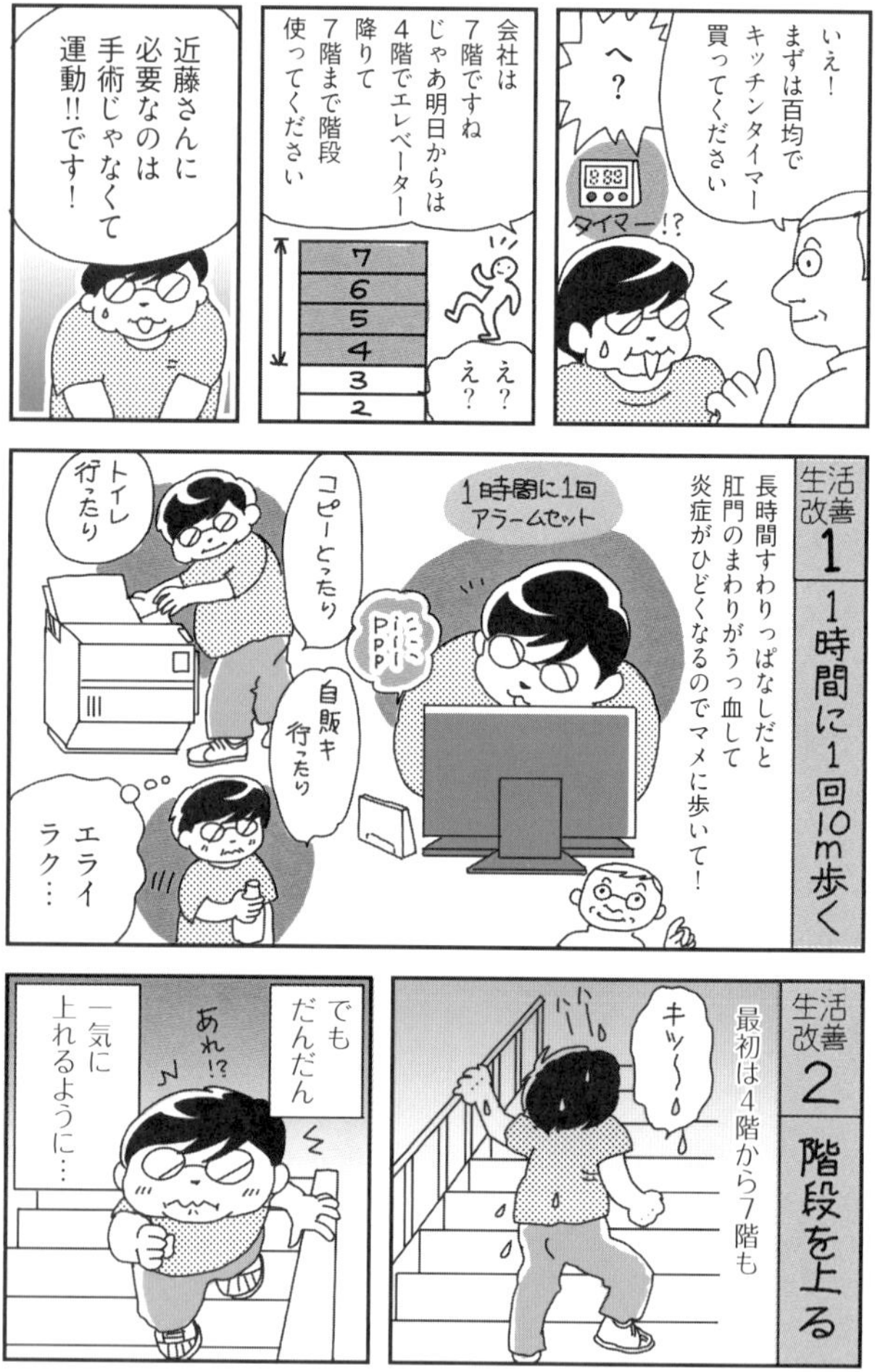
いえ！
まずは百均で
キッチンタイマー
買ってください
へ？
タイマー!?
会社は
7階ですね
じゃあ明日からは
4階でエレベーター
降りて
7階まで階段
使ってください
え？
え？
7
6
5
4
3
2
近藤さんに
必要なのは
手術じゃなくて
運動!!です！
生活改善1
1時間に1回10m歩く
長時間すわりっぱなしだと
肛門のまわりがうっ血して
炎症がひどくなるのでマメに歩いて！
1時間に1回
アラームセット
コピーとったり
トイレ
行ったり
自販キ
行ったり
エライ
ラク…
生活改善2
階段を上る
最初は4階から7階も
キッ〜〜
でも
だんだん
あれ!?
一気に
上れるように…

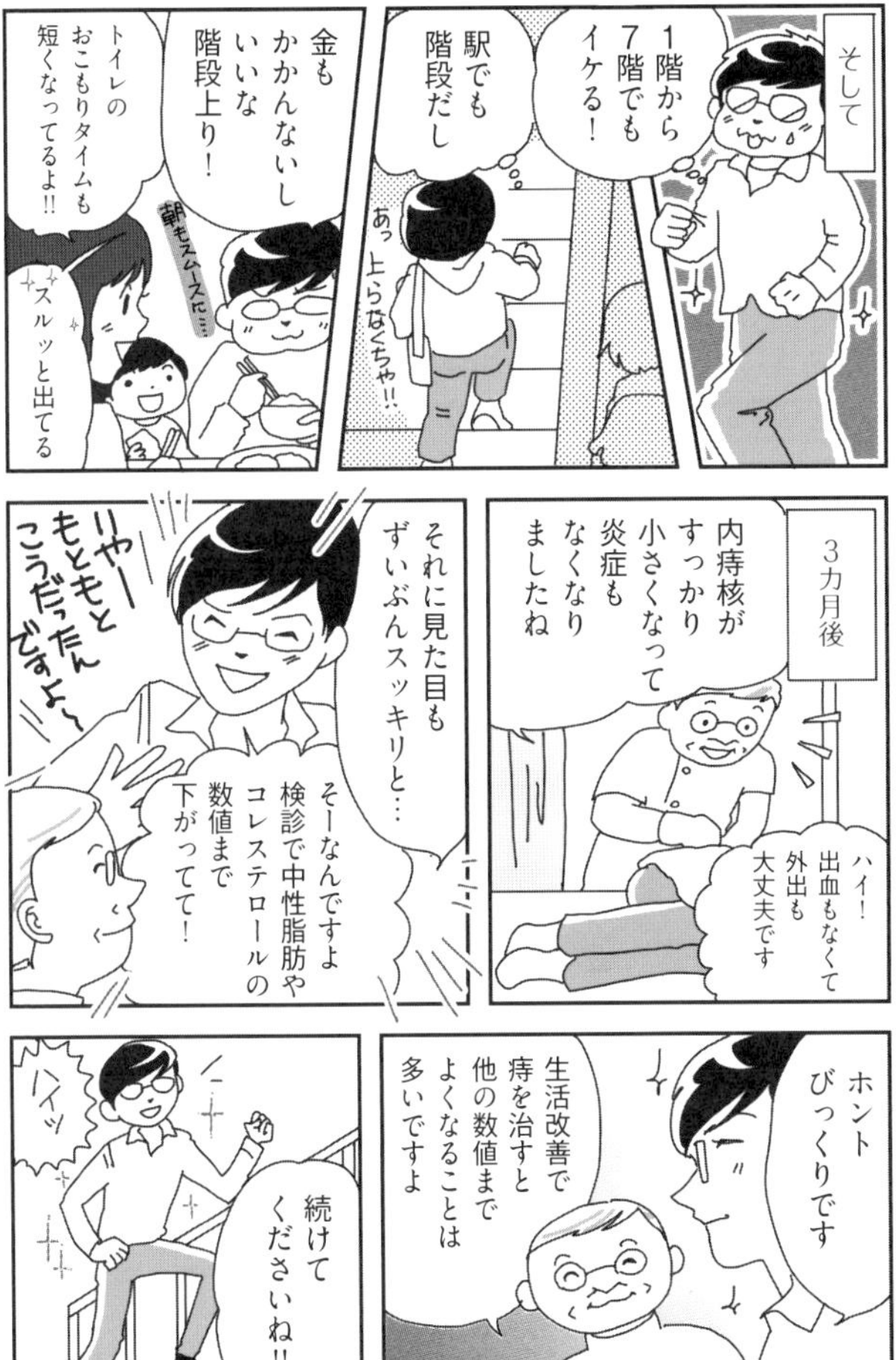
そして
1階から7階でもイケる！
駅でも階段だし
あっ上らなくちゃ!!
金もかかんないしいいな階段上り！
朝もスムースに…
トイレのおこもりタイムも短くなってるよ!!
スルッと出てる
3カ月後
内痔核がすっかり小さくなって炎症もなくなりましたね
ハイ！出血もなくて外出も大丈夫です
それに見た目もずいぶんスッキリと…
いやーもともとこうだったんですよ～
そーなんですよ検診で中性脂肪やコレステロールの数値まで下がってて！
ホントびっくりです
生活改善で痔を治すと他の数値までよくなることは多いですよ
ハイッ
続けてくださいね!!

平田先生より

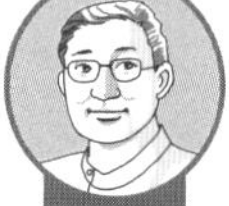

## 「運動不足タイプは生活の中に自然と運動を組みこむ工夫を」

近藤さんのようなシステムエンジニアは、一日中デスクワークという方が大多数でしょう。デスクワークが長時間にわたるお仕事をされている人たちは、**上体の重さがかかりっぱなしとなるため、お尻がうっ血して痔になりやすくなります。つまり、運動不足は痔の大きな原因の1つ。**

そうはいっても、忙しい毎日の中でジムに通うとなると、続けることが難しくなります。運動で大切なことは、定期的におこなうこと、それが長続きできること。そのためには、生活の中に運動を組みこんでしまうのが一番です。そのため、近藤さんには「職場がある7階まで4階から階段を歩いて上ること」「1時間に1度、立ち上がって歩くこと」が痔の治療法となりました。

駅で人の流れを注目してみると、エスカレーターを使わずに階段を使っている中高年の方がけっこういます。その中には、健康のために歩いている人も多いのではないでしょうか。大きな筋肉が集まっている脚を動かすのは非常に効率のよい運動です。たとえ短時間でも、軽い負荷だとしても、チャンスを見つけて脚を使うのを習慣にすることをおすすめします。

最初は面倒に感じますが、歩く、階段を上るといった習慣は一度身につくとハードルがグッと低くなって「やらないと気持ち悪くなる」という方が多いようです。**習慣になると体を動かすために意思の力がいらなくなるので、歯磨きやお風呂に入ることと同じくらい、やるのが当たり前になるからです。**

運動を始めたり、食生活を変えたりといった生活習慣を改善すると、便秘や下痢、痔がよくなるだけではありません。**血圧や血糖値などの数値が改善されたり、ドライアイや腰痛などの症状がやわらいだりする患者さんがたくさんいます。**

**近藤さんのようにみるみる痩せる人も、めずらしくありません。**

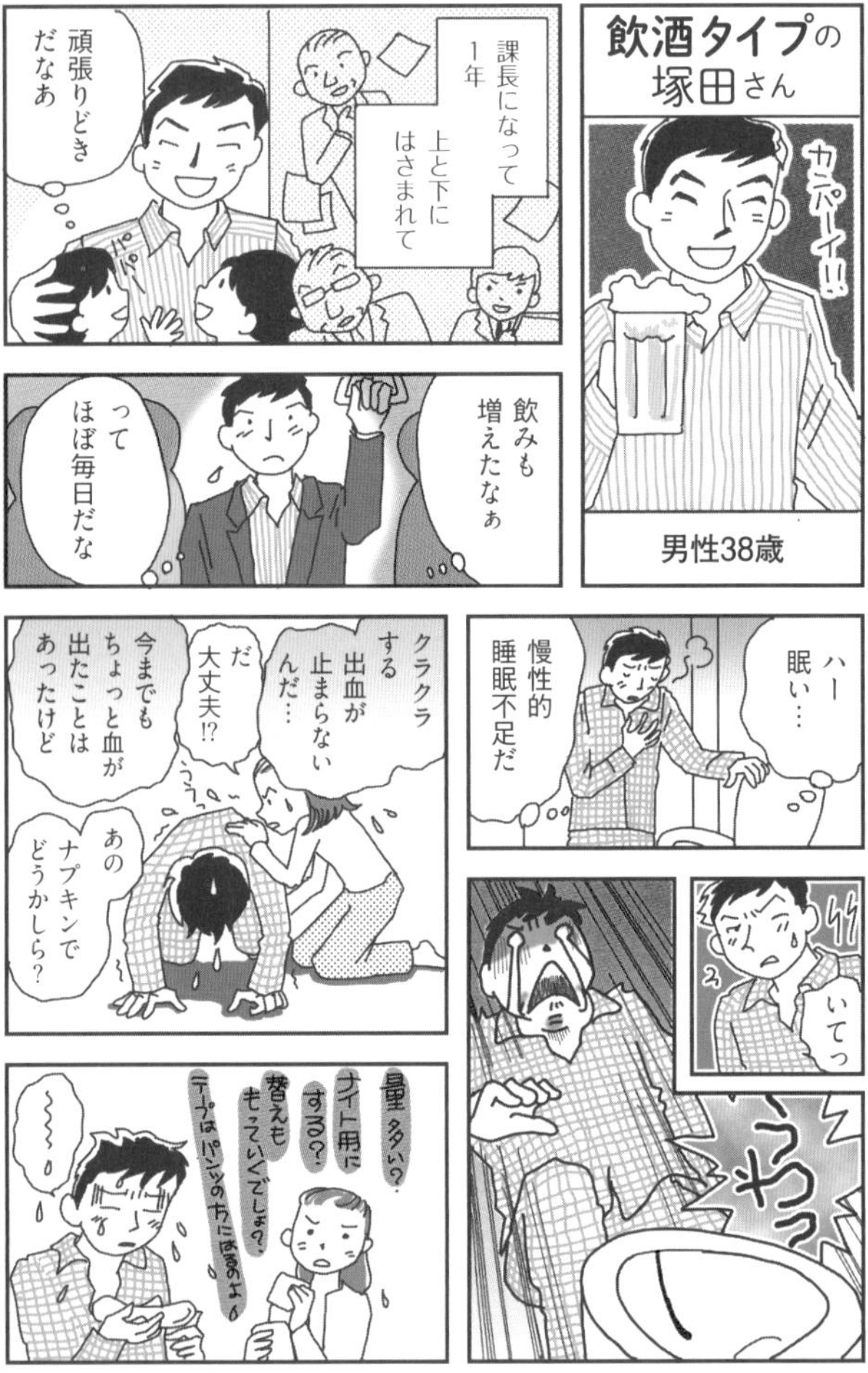
飲酒タイプの塚田さん
カンパーイ!!
男性38歳
課長になって1年
上と下にはさまれて
頑張りどきだなあ
パパ
飲みも増えたなぁ
ってほぼ毎日だな
ハー眠い…
慢性的睡眠不足だ
いてっ
うやっ
クラクラする
出血が止まらないんだ…
だ大丈夫!?
うぅっ
今までもちょっと血が出たことはあったけど
あのナプキンでどうかしら?
量多い?
ナイト用にする?
替えももっていくでしょ?
テープはパンツの方にはるのよ
〜〜〜

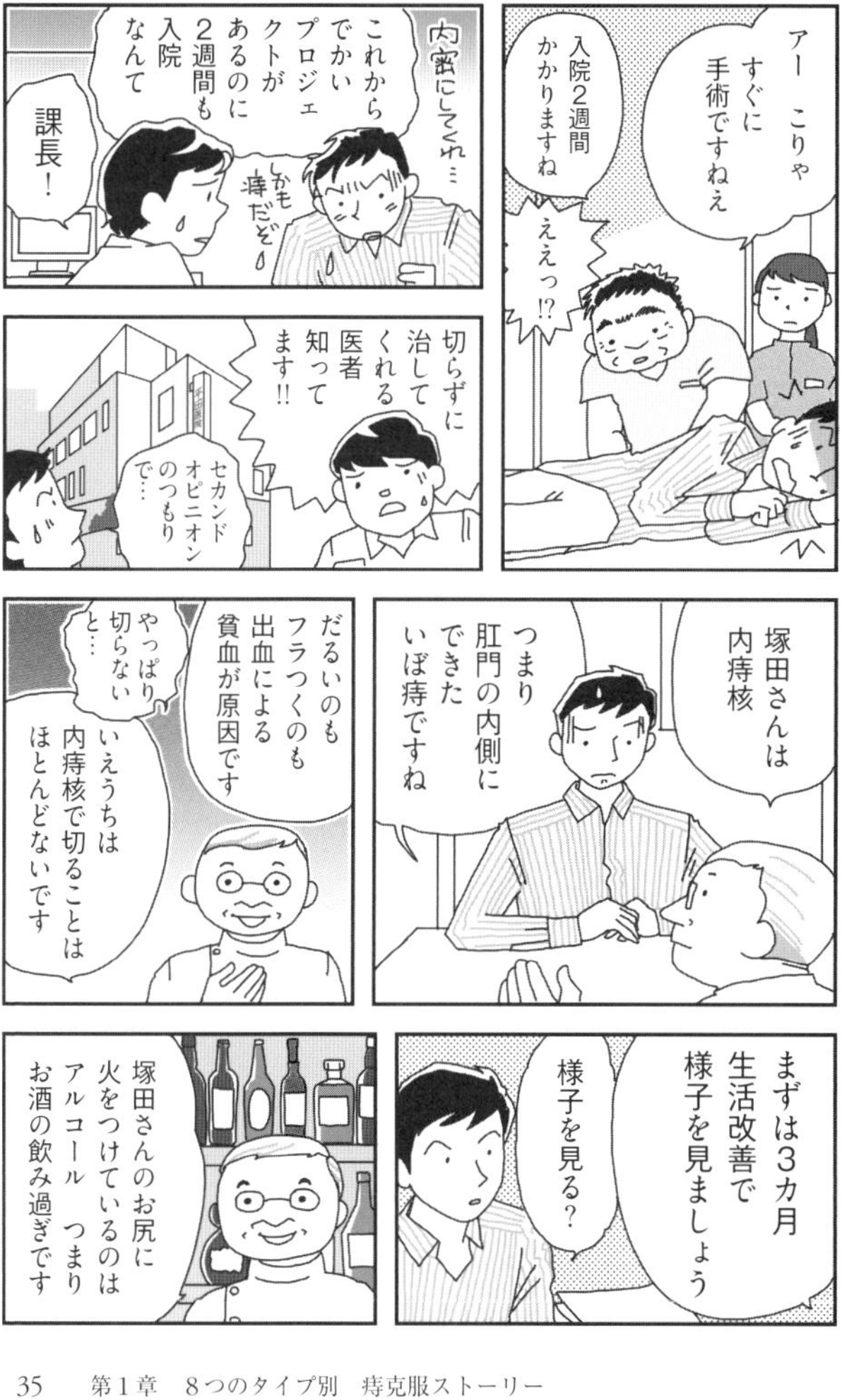

アー　こりゃ　すぐに手術ですねえ
入院2週間かかりますね
ええっ!?
内密にしてくれ…
これからでかいプロジェクトがあるのに2週間も入院なんて
しかも痔だぞ
課長!
切らずに治してくれる医者知ってます!!
セカンドオピニオンのつもりで…
塚田さんは内痔核
つまり肛門の内側にできたいぼ痔ですね
だるいのもフラつくのも出血による貧血が原因です
やっぱり切らないと…
いえうちは内痔核で切ることはほとんどないです
まずは3カ月生活改善で様子を見ましょう
様子を見る?
塚田さんのお尻に火をつけているのはアルコール　つまりお酒の飲み過ぎです

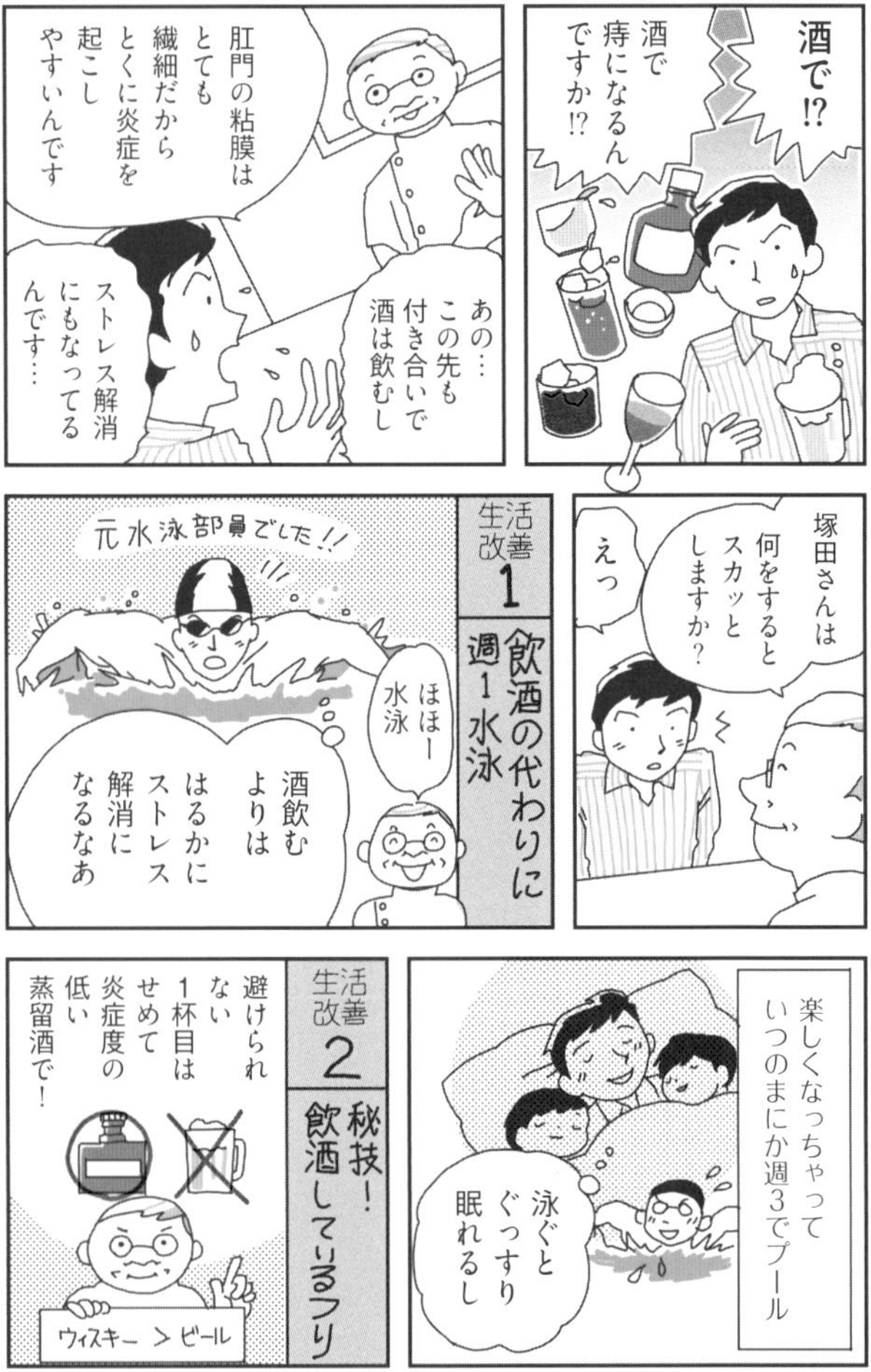

酒で!?
酒で痔になるんですか!?
肛門の粘膜はとても繊細だからとくに炎症を起こしやすいんです
あの…この先も付き合いで酒は飲むし
ストレス解消にもなってるんです…
塚田さんは何をするとスカッとしますか？
えっ
生活改善1
飲酒の代わりに週1水泳
元水泳部員でした!!
ほほー水泳
酒飲むよりははるかにストレス解消になるなあ
楽しくなっちゃっていつのまにか週3でプール
泳ぐとぐっすり眠れるし
生活改善2
秘技！飲酒しているフリ
避けられない1杯目はせめて炎症度の低い蒸留酒で！
ウィスキー ＞ ビール

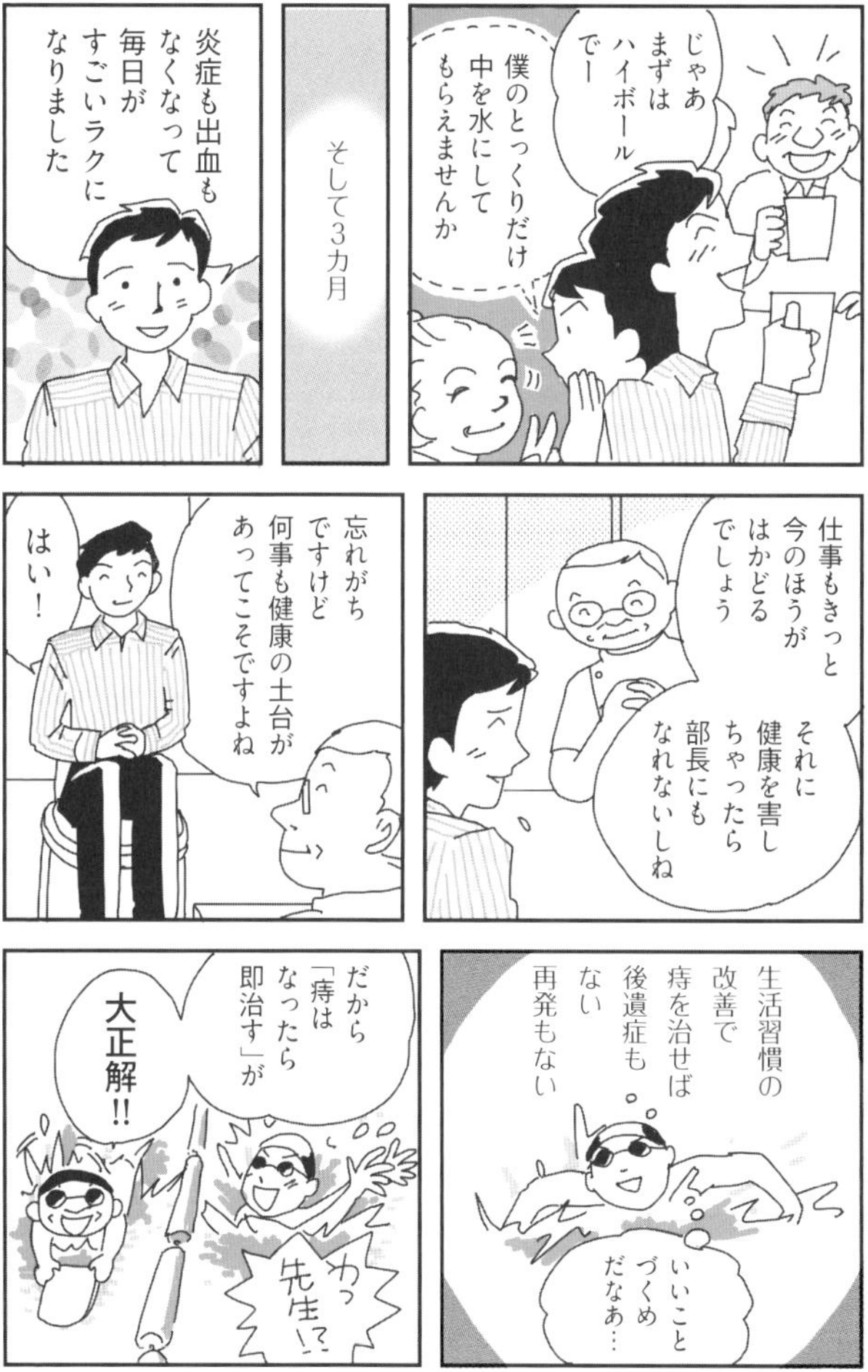
じゃあ まずは ハイボールでー
僕のとっくりだけ 中を水にして もらえませんか
そして3カ月
炎症も出血も なくなって 毎日が すごいラクに なりました
仕事もきっと 今のほうが はかどる でしょう
それに 健康を害し ちゃったら 部長にも なれないしね
忘れがち ですけど 何事も健康の土台が あってこそですよね
はい！
生活習慣の 改善で 痔を治せば 後遺症も ない 再発もない
いいこと づくめ だなあ…
だから 「痔は なったら 即治す」が
大正解!!
わっ 先生!?

平田先生より

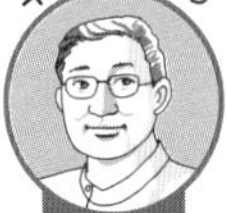

## 「飲酒タイプは、飲み方を上手にコントロール！」

塚田さんは、出血が止まらなくなってから、慌てて駆けこんでこられました。内痔核にはこうしたケースが少なくありません。というのも、**内痔核には痛みがないため、出血や脱肛によって、はじめて気づくことが多いのです。**

あまりの出血の多さから、塚田さんは奥さんにすすめられて生理用のナプキンを使っていますが、じつは、こっそりナプキンを使っている痔の男性は多いようです。ナプキンがクッションにもなって、すわったときの痛みもやわらぐという話も聞きます。

塚田さんは、最初に駆けこんだ病院で「すぐ手術」と診断されました。確かに、すぐに切開が必要な症状もまれにありますが、**痔核や裂肛で即手術が必要になるケースはまずありません。**ほとんどの患者さんは、生活改善と薬で3カ月くらい様子を見れば、よくなっていきます。

医者に行ってすぐに手術が必要だと言われたら、「これは大変だ」と慌ててしまうことでしょう。でも、痔で緊急手術が必要なことはまずないことを知っていれば、落ち着いて対応できるはずです。

**ひと呼吸おいて、「どんな症状なのか？」「なぜ手術が必要なのか？」といったことを医者に質問しましょう。**そのうえで、診断書を書いてもらうことです。書面を残すとあっては、医者も下手なことはできません。さらに、塚田さんのように、ほかの医療機関にも相談してみるべきです。

お酒については、飲まないに越したことはありませんが、まったく飲まないのは難しいでしょう。炎症の原因となる物質「アルカロイド」が含まれているワインや日本酒などの醸造酒よりは、含まれていない蒸留酒のほうがまだましとはいえます。しかし、飲みすぎにはくれぐれも注意してください。

次の日、ひどい目にあうのは確実です。

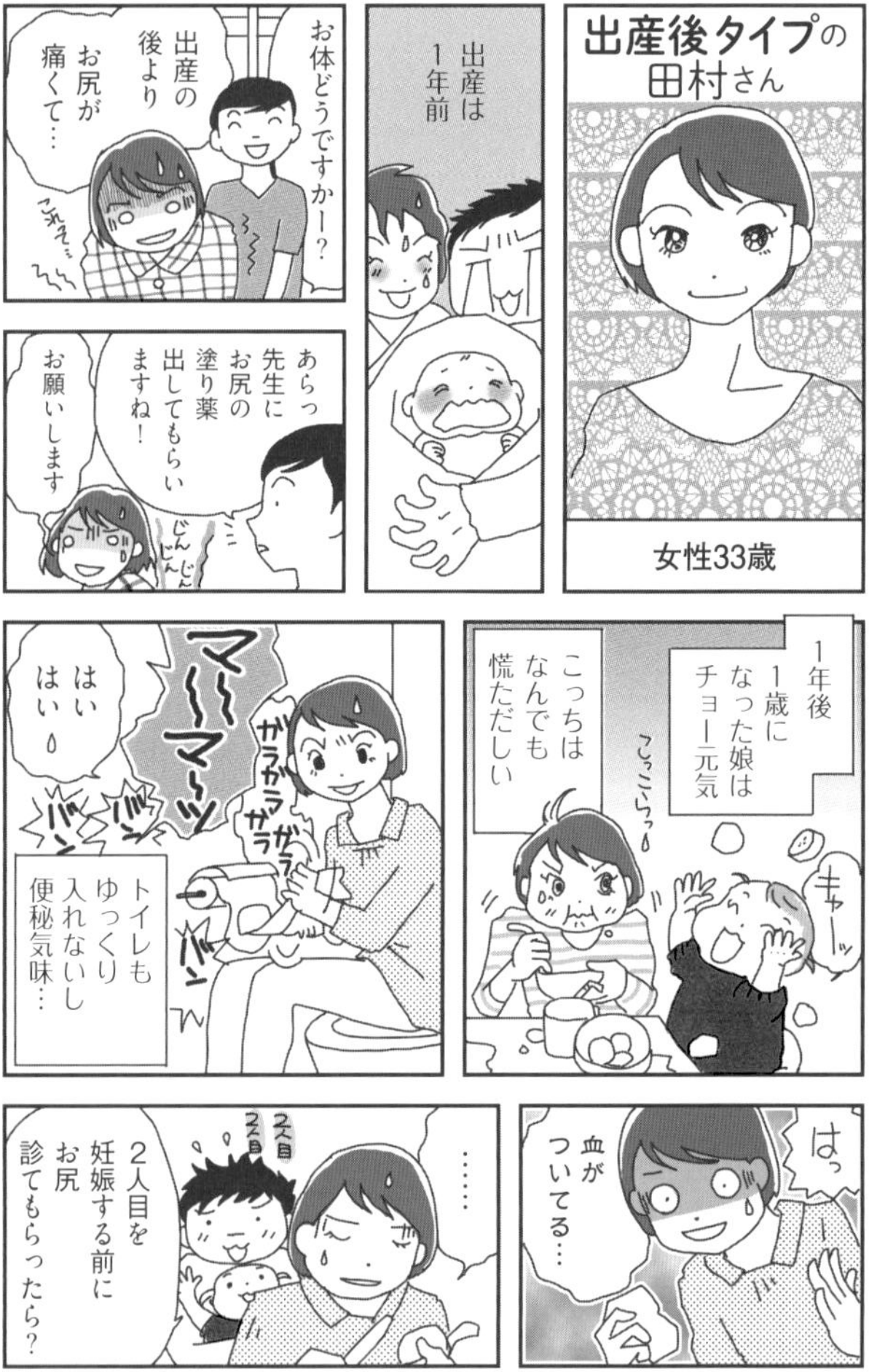

出産後タイプの田村さん
女性33歳
出産は1年前
お体どうですかー？
出産の後よりお尻が痛くて…
あらっ先生にお尻の塗り薬出してもらいますね！
お願いします
じんじんじん
1年後1歳になった娘はチョー元気
こっちはなんでも慌ただしい
こっこらっ
キャーッ
マ〜〜マ〜ッ
ガラガラガラ
はいはい
バン
バン
バン
トイレもゆっくり入れないし便秘気味…
はっ
血がついてる…
……
2人目
2人目
2人目を妊娠する前にお尻診てもらったら？

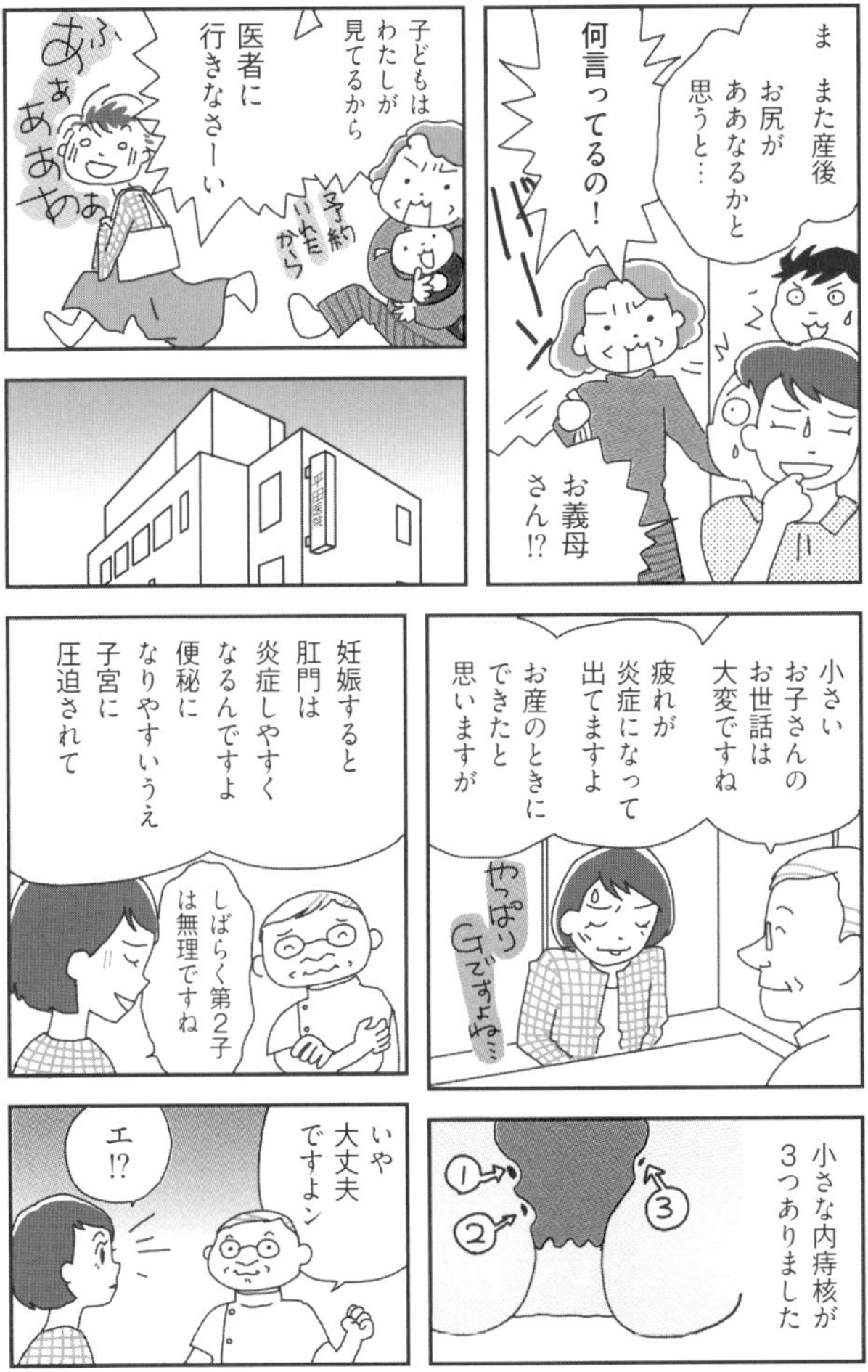

ま　また産後 お尻が ああなるかと 思うと…
何言ってるの！
ドーン
お義母さん⁉
子どもは わたしが 見てるから 医者に 行きなさーい
予約 いれた から
あふぁあああぁ
平田医院
小さい お子さんの お世話は 大変ですね 疲れが 炎症になって 出てますよ お産のときに できたと 思いますが
やっぱり ぢですよね…
妊娠すると 肛門は 炎症しやすく なるんですよ 便秘に なりやすいうえ 子宮に 圧迫されて
しばらく第2子 は無理ですね
小さな内痔核が 3つありました
①
②
③
いや 大丈夫 ですよン
エ⁉

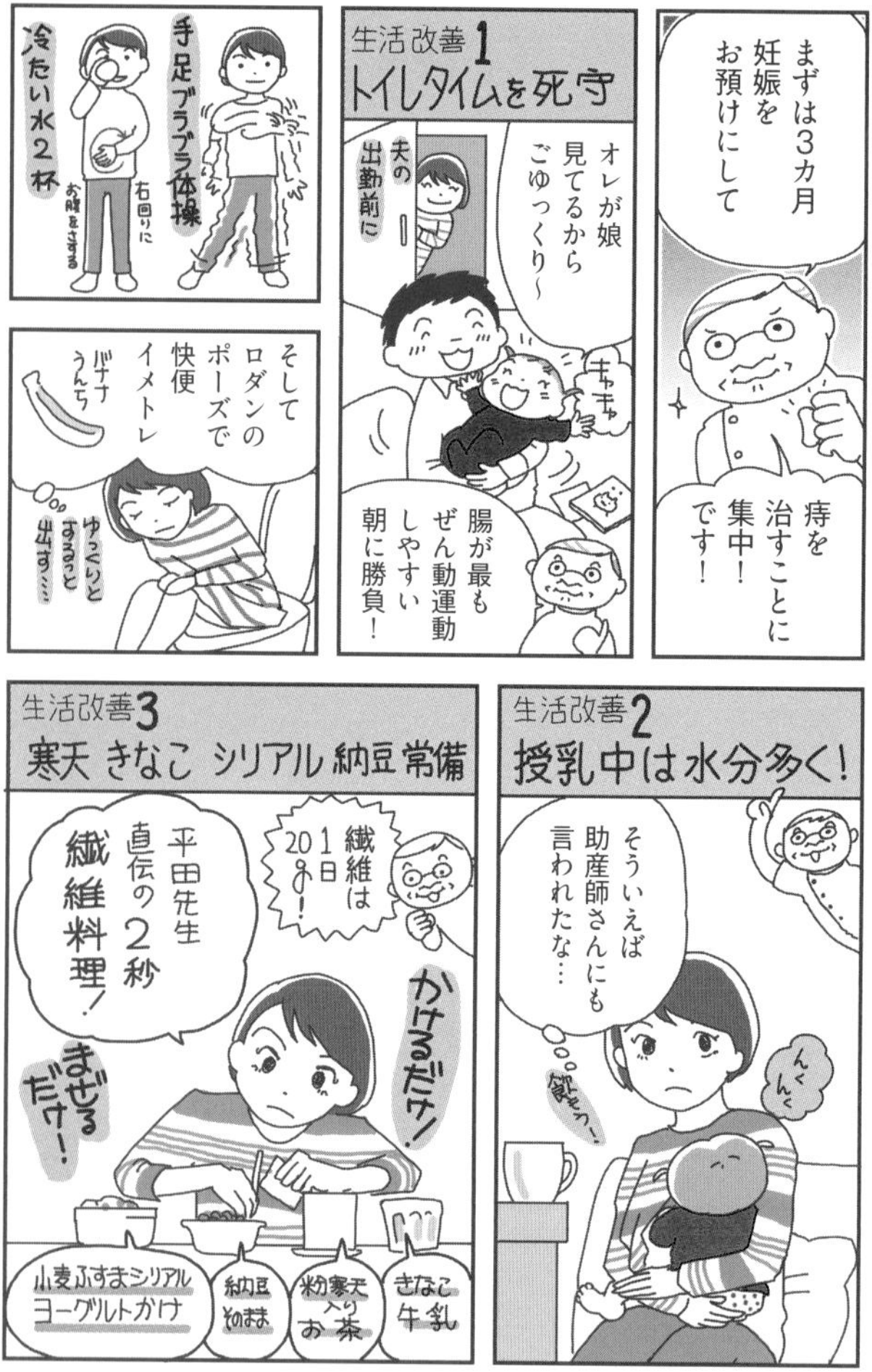

まずは3カ月
妊娠を
お預けにして
痔を
治すことに
集中！
です！
生活改善1
トイレタイムを死守
夫の
出勤前に
オレが娘
見てるから
ごゆっくり〜
きゃきゃ
腸が最も
ぜん動運動
しやすい
朝に勝負！
手足ブラブラ体操
冷たい水2杯
右回りに
お腹をさする
そして
ロダンの
ポーズで
快便
イメトレ
バナナ
うんち
ゆっくりと
するっと
出す…
生活改善2
授乳中は水分多く！
そういえば
助産師さんにも
言われたな…
んくんく
飲もっ！
生活改善3
寒天 きなこ シリアル 納豆常備
繊維は
1日
20g！
平田先生
直伝の2秒
繊維料理！
かけるだけ！
まぜるだけ！
きなこ
牛乳
粉寒天入り
お茶
納豆
そのまま
小麦ふすまシリアル
ヨーグルトかけ

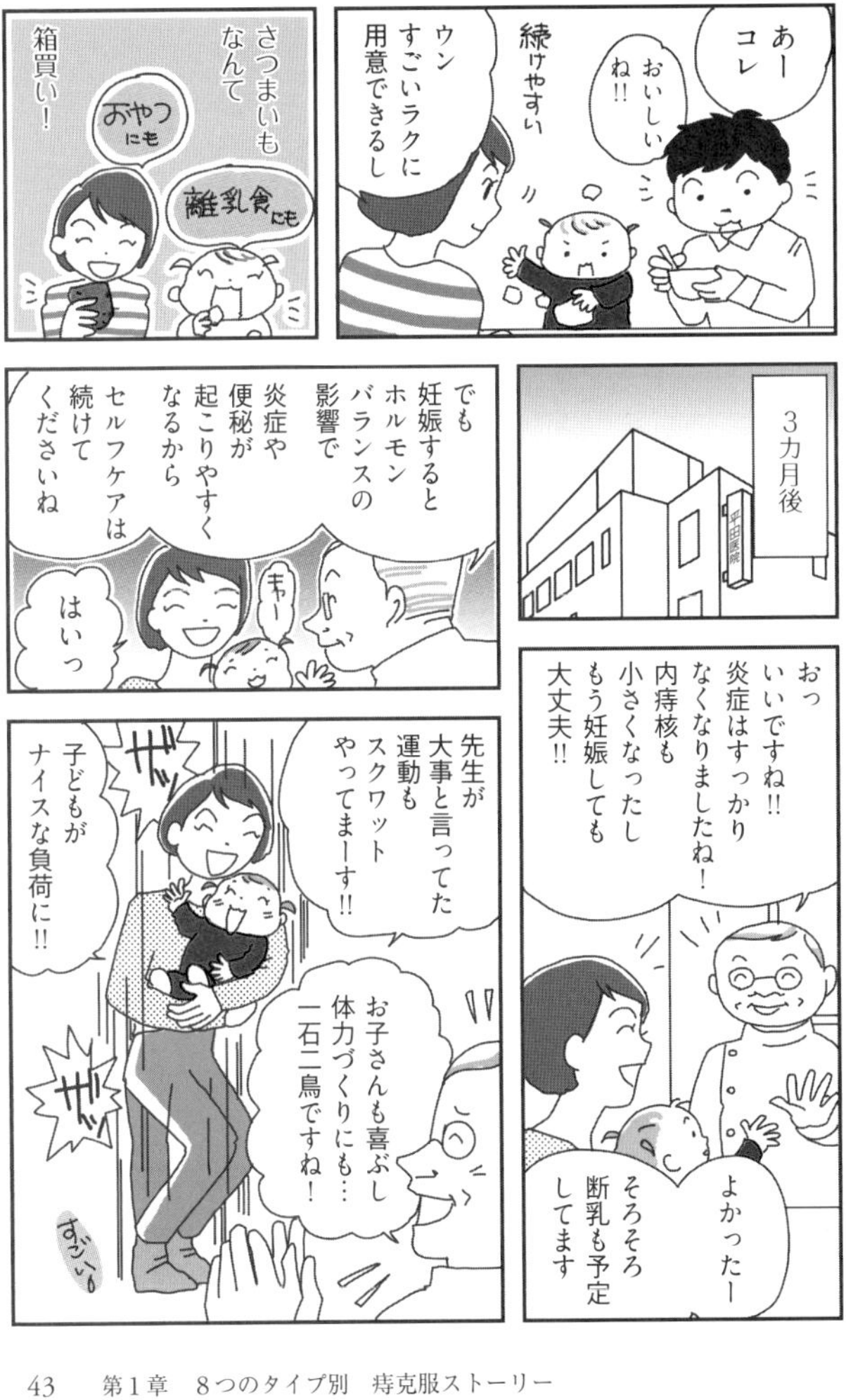
あー
コレ
おいしいね!!
続けやすい
ウン
すごいラクに
用意できるし
さつまいも
なんて
おやつにも
離乳食にも
箱買い!
3カ月後
平田医院
でも
妊娠すると
ホルモン
バランスの
影響で
炎症や
便秘が
起こりやすく
なるから
セルフケアは
続けて
くださいね
キャー
はいっ
おっ
いいですね!!
炎症はすっかり
なくなりましたね!
内痔核も
小さくなったし
もう妊娠しても
大丈夫!!
よかったー
そろそろ
断乳も予定
してます
先生が
大事と言ってた
運動も
スクワット
やってまーす!!
ザッ
ザッ
お子さんも喜ぶし
体力づくりにも…
一石二鳥ですね!
子どもが
ナイスな負荷に!!
すごい

平田先生より

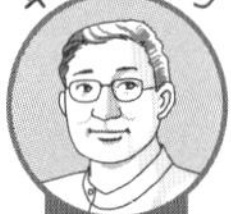

## 「出産後タイプは、生活リズムを整えてトイレタイムを死守！」

田村さんのように、妊娠・出産をきっかけに痔になる人はたくさんいます。**妊娠中は大きくなった子宮が下大静脈を圧迫するため、肛門や直腸周辺の細い静脈がうっ血して、痔になりやすくなるためです。**さらに、妊娠中にホルモンバランスが変わることも、肛門の粘膜に炎症を引き起こすと考えられています。妊娠中は運動不足になって便秘にもなりやすいうえ、分娩のときには全力でいきむため、脱肛してしまうこともあります。

そして出産後にも、子どもに翻弄されてトイレに行くのがあとまわしになってしまいがち。便意を我慢していると、「直腸性便秘」になってしまうことがあります。直腸に便が下りてくると、「排便しましょうね」というサインが出ますが、**我慢しているとサインをブロックしてしまうようになるので**

**す**。すると、便意すら感じなくなって、深刻な便秘を引き起こします。

そこで田村さんには、朝、ご主人が出勤する前にトイレタイムをつくってもらいました。

トイレタイムには、快便のときの成功体験をイメージしてもらいましたが、これは想像以上に効果的。**「こうすれば便が出る」という成功体験をルーティン化してしまうと、それが当たり前になっていきます。**

さらに、子育てに忙しい田村さんでも、簡単に効率よく食物繊維がとれる方法をお教えしました。

朝食の小麦ふすまシリアル（1食40g）の食物繊維量は11g。昼食のきなこ牛乳（きなこ大さじ3）が3g。粉寒天小さじ1（4g）入りのお茶が3g。夕食の納豆1パック3g。これで1日にとれる食物繊維の合計は20gです。

これくらいの量なら無理なく、ラクに毎日の食事に組み込めるのではないでしょうか。

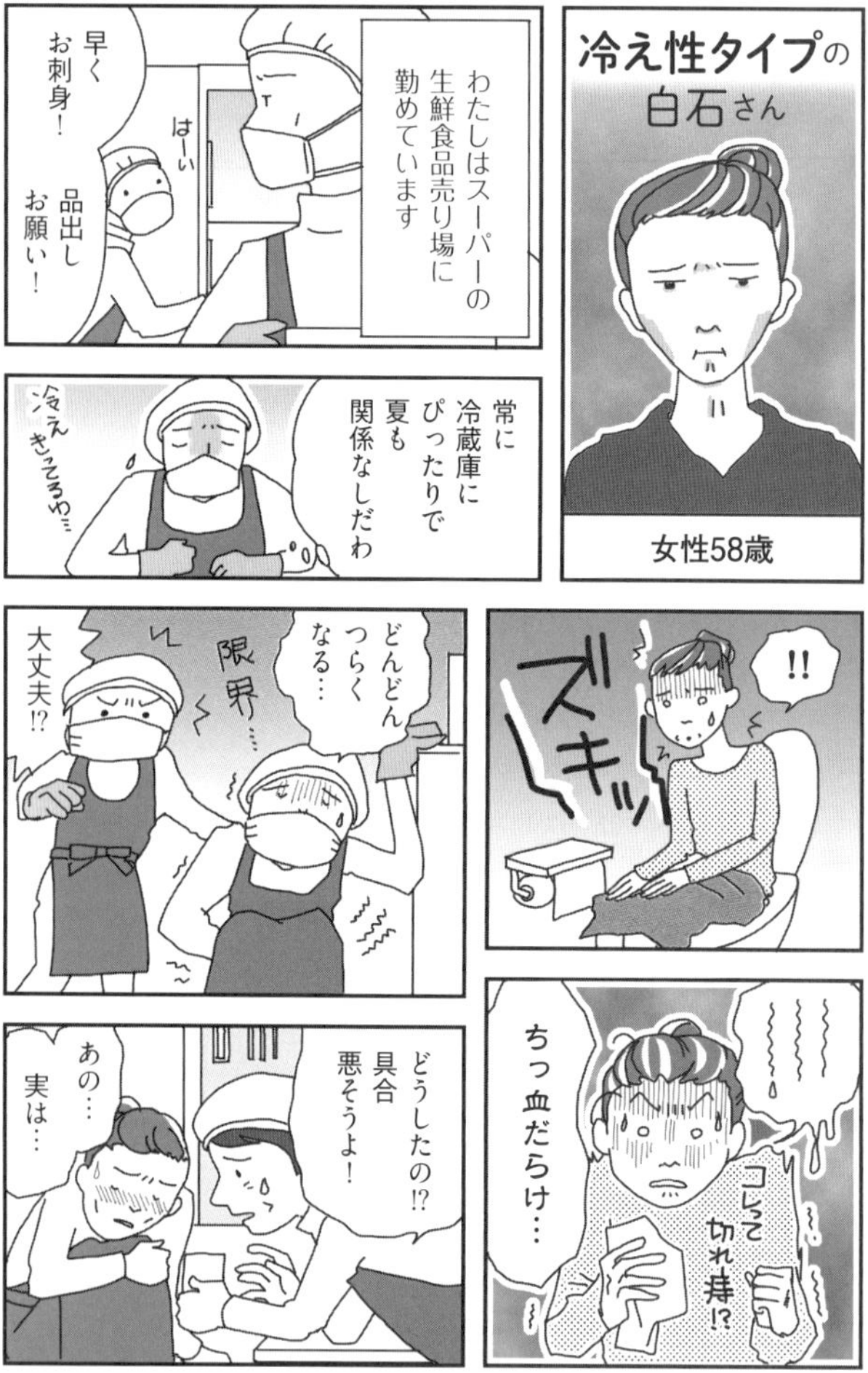
冷え性タイプの白石さん
女性58歳
わたしはスーパーの生鮮食品売り場に勤めています
はーい
早くお刺身！品出しお願い！
常に冷蔵庫にぴったりで夏も関係なしだわ
冷えきってるわ…
ズキッ
!!
どんどんつらくなる…
限界…
大丈夫!?
ちっ血だらけ…
コレって切れ痔!?
どうしたの!?具合悪そうよ！
あの…実は…

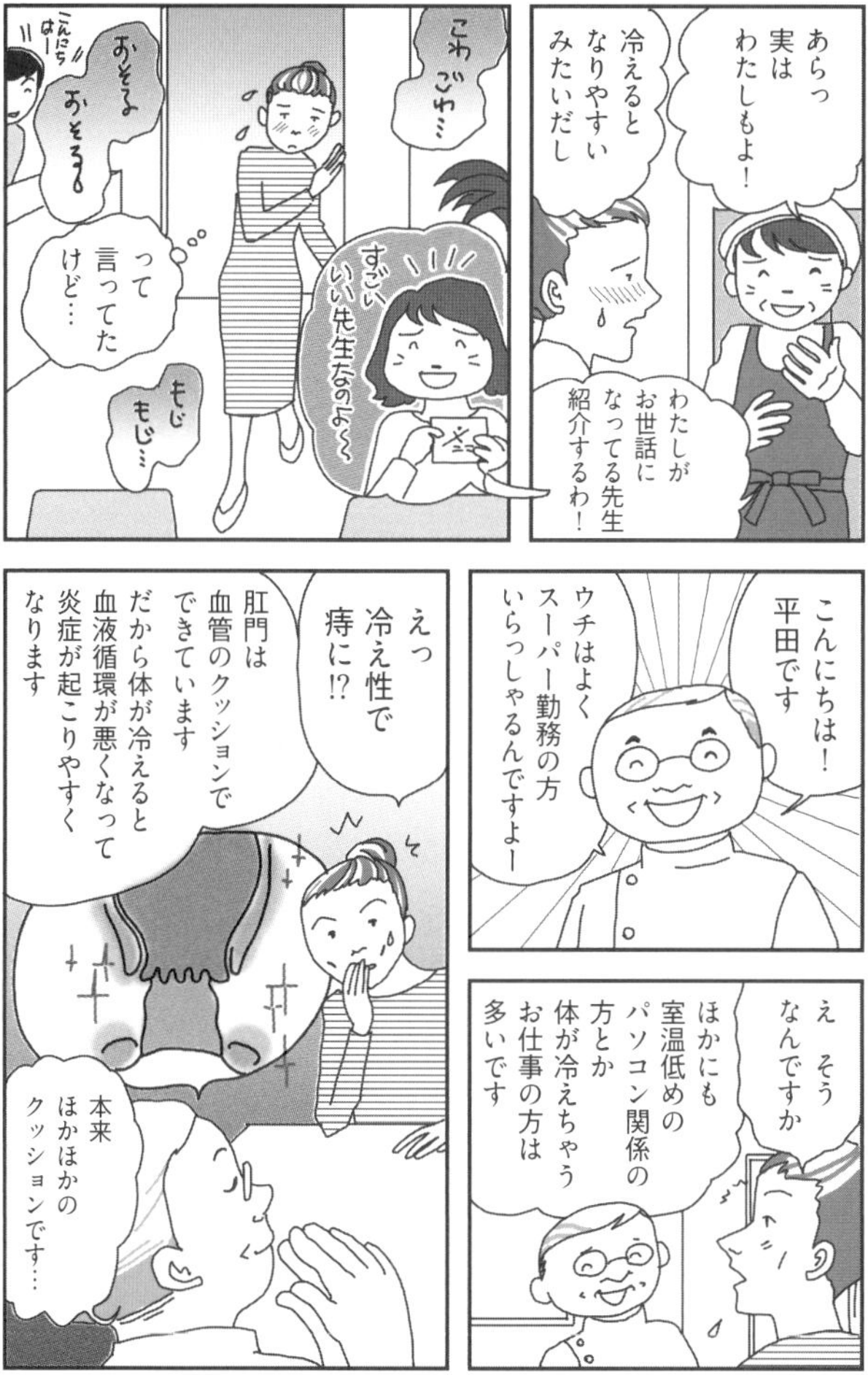
あらっ実はわたしもよ！
冷えるとなりやすいみたいだし
わたしがお世話になってる先生紹介するわ！
こわごわ…
すごいいい先生なのよ〜
こんにちはー
おそるおそる
って言ってたけど…
もじもじ…
こんにちは！平田です
ウチはよくスーパー勤務の方いらっしゃるんですよー
え　そうなんですか
ほかにも室温低めのパソコン関係の方とか体が冷えちゃうお仕事の方は多いです
えっ冷え性で痔に!?
肛門は血管のクッションでできていますだから体が冷えると血液循環が悪くなって炎症が起こりやすくなります
本来ほかほかのクッションです…

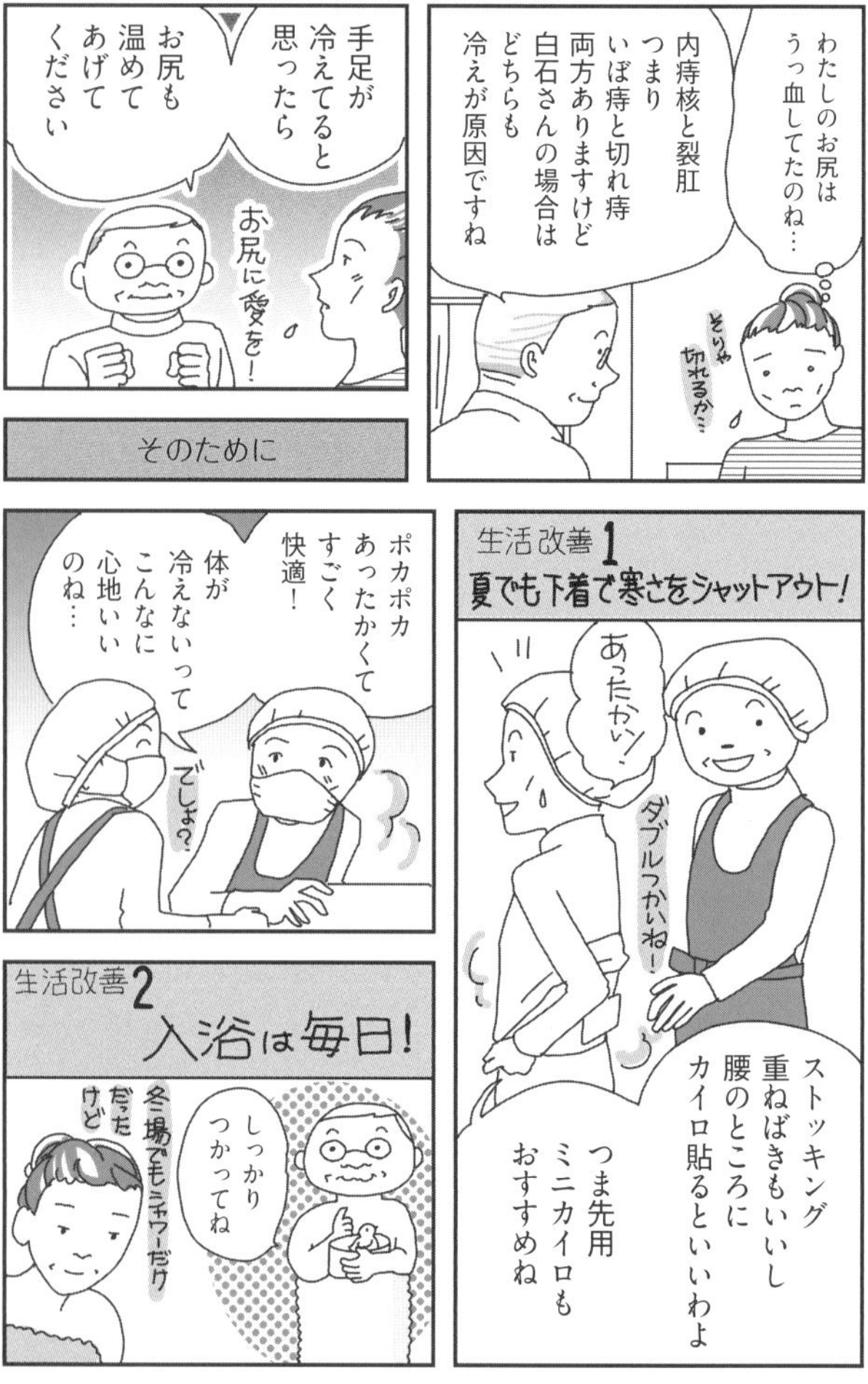
わたしのお尻はうっ血してたのね…
内痔核と裂肛つまりいぼ痔と切れ痔両方ありますけど白石さんの場合はどちらも冷えが原因ですね
そりゃ切れるかこ…
手足が冷えてると思ったらお尻も温めてあげてください
お尻に愛を!
そのために
生活改善1
夏でも下着で寒さをシャットアウト!
あったかい!
ダブルつかいね!
ストッキング重ねばきもいいし腰のところにカイロ貼るといいわよ
つま先用ミニカイロもおすすめね
ポカポカあったかくてすごく快適!
体が冷えないってこんなに心地いいのね…
でしょ?
生活改善2
入浴は毎日!
しっかりつかってね
冬場でもシャワーだけだったけど

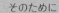

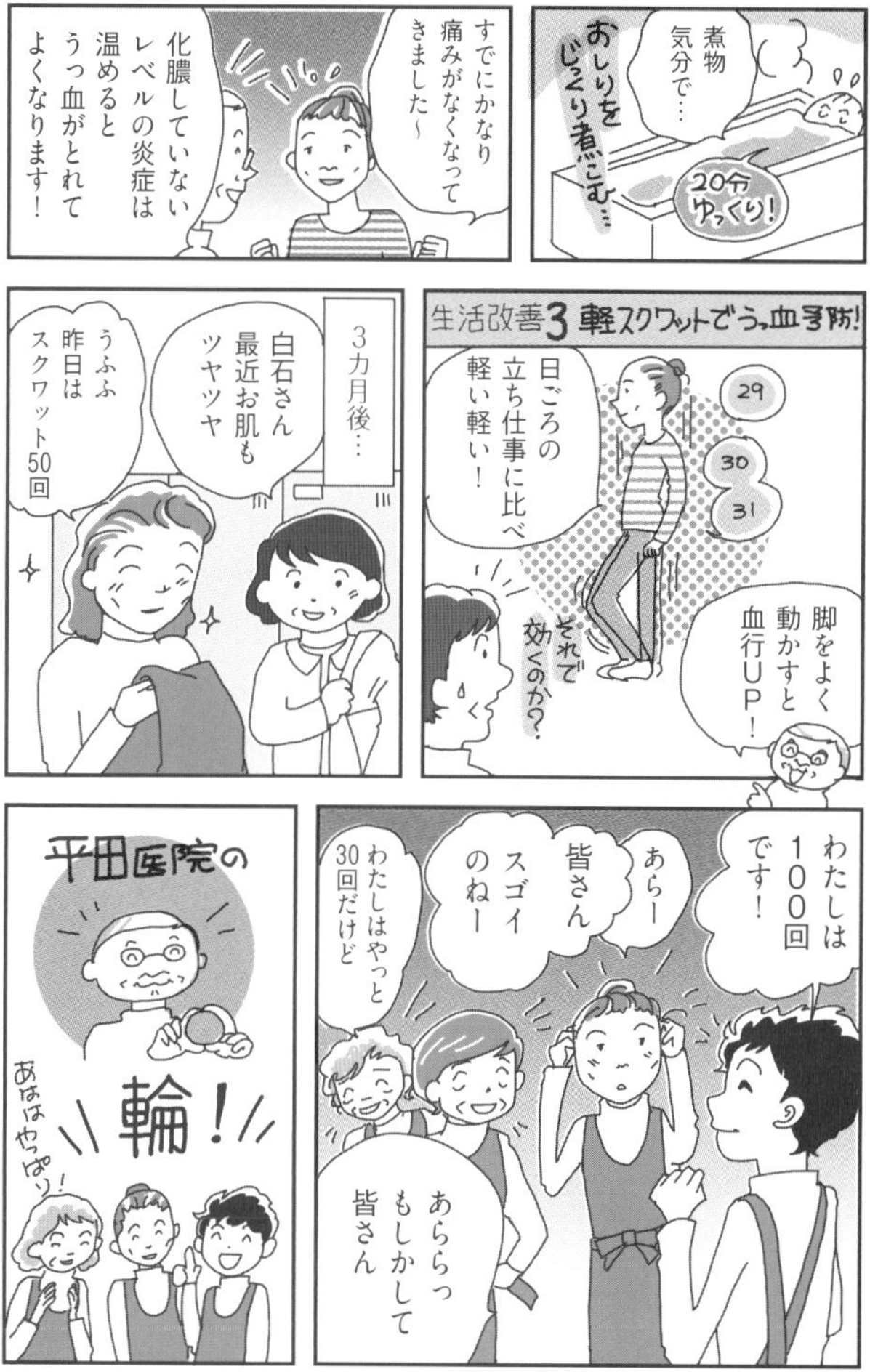
煮物
気分で…
おしりをじっくり煮こむ…
20分ゆっくり！
すでにかなり
痛みがなくなって
きました～
化膿していない
レベルの炎症は
温めると
うっ血がとれて
よくなります！
生活改善3 軽スクワットでうっ血予防！
29
30
31
日ごろの
立ち仕事に比べ
軽い軽い！
それで効くのか？
脚をよく
動かすと
血行UP！
3カ月後…
白石さん
最近お肌も
ツヤツヤ
うふふ
昨日は
スクワット50回
わたしは
100回
です！
あら～
皆さん
スゴイ
のね～
わたしはやっと
30回だけど
あらっ
もしかして
皆さん
平田医院の
輪！
あははやっぱり！

平田先生より

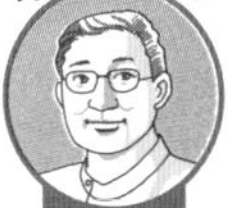

## 「冷え性タイプは、使い捨てカイロで上手に防寒対策！」

スーパーの生鮮売り場で働いている白石さんのように、職場の冷えに悩まされている人は多いものです。サーバ機器やコンピュータが多く設置されている場所でも、室温が低めに設定されていることがあります。こうした職場も冷えには要注意です。一般的なオフィスでも、冷房の効きすぎから、夏の冷えに悩む人が増えてきました。

肛門の周辺には、動脈や静脈が網の目のように集まっているのですが、**体が冷えるとこうした血管が収縮して血液の循環が悪くなり、炎症を起こしやすくなります。**これが痔の原因になるわけです。

冷えによる痔が増えてきたことから、今や「痔は夏の病気」と言われるほどです。

自宅のエアコンならいざ知らず、職場の温度を自分で勝手に変えることは難しいことでしょう。夏場は膝掛けを用意するなどの自衛策が欠かせません。また、冷え防止グッズとして使い勝手がいいのは、靴の爪先用の小さな使い捨てカイロ。これは手軽ですごくいいですよ。靴に入れるだけで、足先からポカポカと温まります。

カイロの使い方のもうひとつのコツは腰に貼ること。尾てい骨の少し上、仙骨のあたりを温めると、循環障害の改善に効果的です。お尻のうっ血をとるのにもおすすめ。

また、毎日の入浴で温めることも、ぜひ習慣にしてください。少しぬるめの40度くらいのお湯をはった湯船に20分以上つかるだけで、白石さんのようにお尻のうっ血がとれ、痛みが軽減されるケースはたくさんあります。

ただし、化膿しているときは温めると症状が悪化するため、入浴は避けてください。

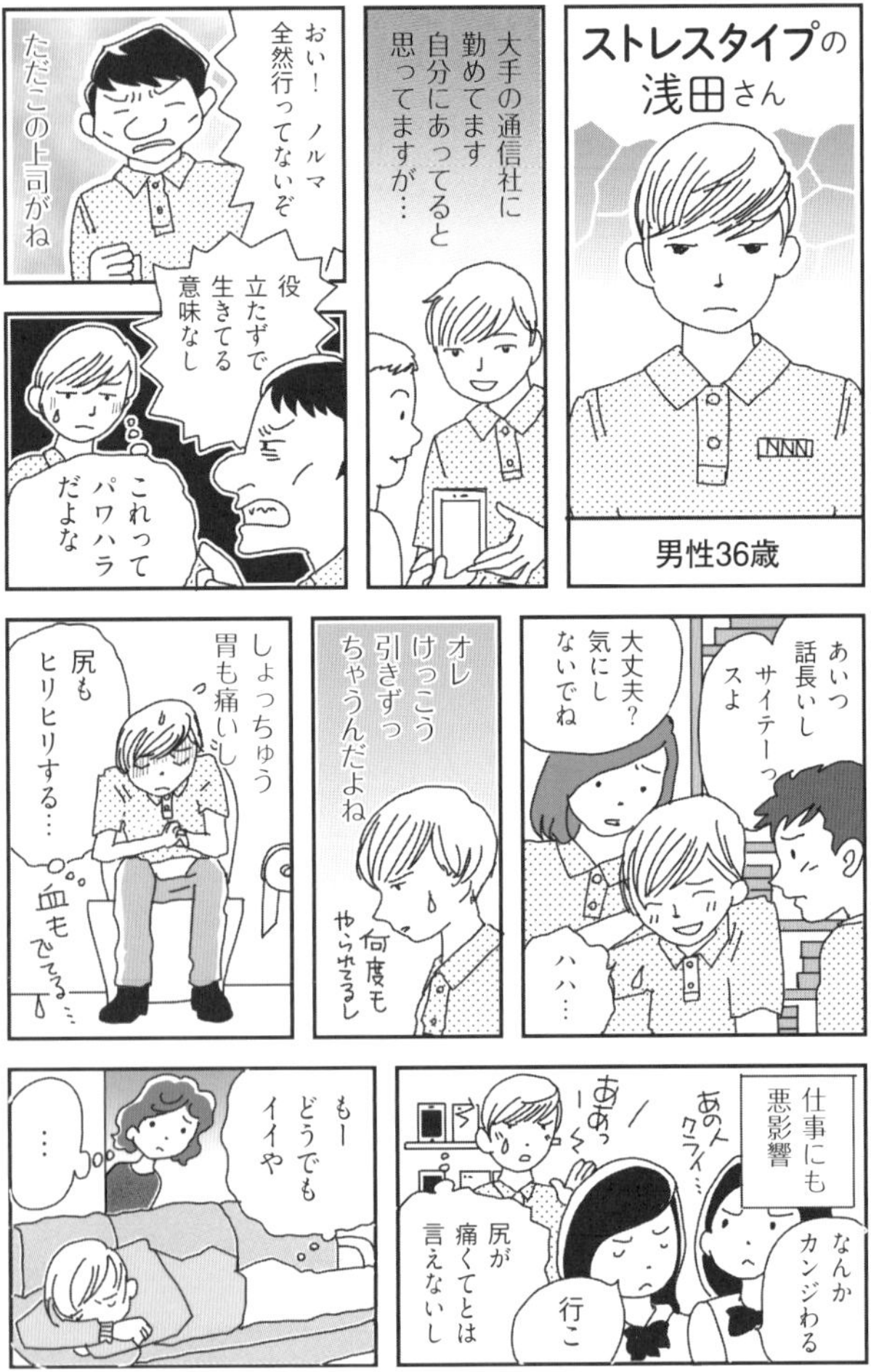

ストレスタイプの浅田さん
男性36歳
大手の通信社に勤めてます
自分にあってると思ってますが…
おい！ ノルマ全然行ってないぞ
ただこの上司がね
役立たずで生きてる意味なし
これってパワハラだよな
あいつ話長いしサイテーっスよ
大丈夫？ 気にしないでね
ハハ…
オレけっこう引きずっちゃうんだよね
何度もやられてるし
しょっちゅう胃も痛いし
尻もヒリヒリする…
血もでてる…
仕事にも悪影響
あの人クライ…
あぁっ
なんかカンジわる
行こ
尻が痛くてとは言えないし
もーどうでもイイや
…

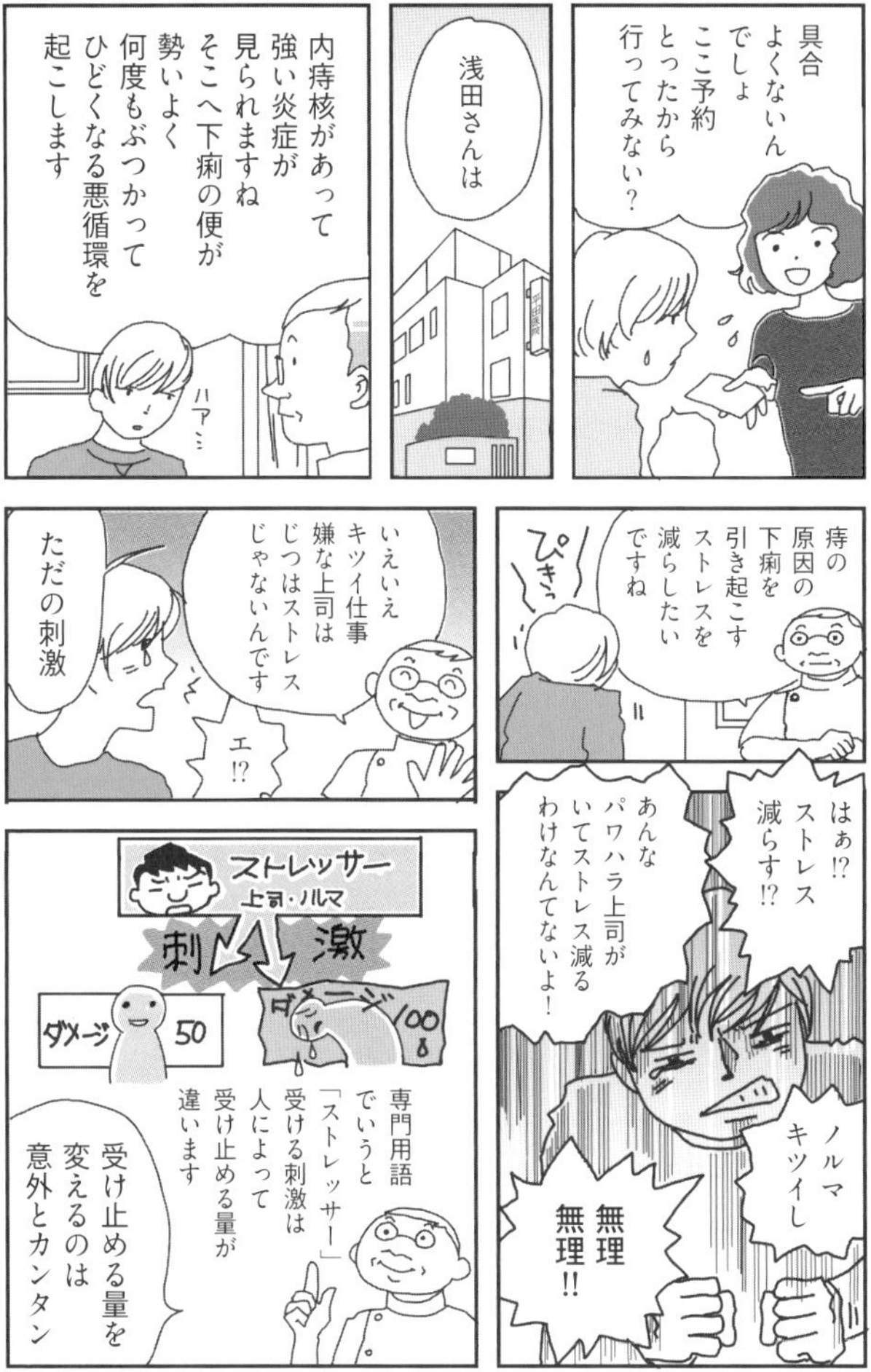
具合よくないんでしょ ここ予約とったから行ってみない？
浅田さんは
内痔核があって強い炎症が見られますね そこへ下痢の便が勢いよく何度もぶつかってひどくなる悪循環を起こします
ハア…
痔の原因の下痢を引き起こすストレスを減らしたいですね
ぴきっ
いえいえキツイ仕事嫌な上司はじつはストレスじゃないんです
エ!?
ただの刺激
はぁ!? ストレス減らす!?
あんなパワハラ上司がいてストレス減るわけなんてないよ!
ノルマキツイし
無理無理!!
ストレッサー
上司・ノルマ
刺激
ダメージ 50
ダメージ 100
専門用語でいうと「ストレッサー」受ける刺激は人によって受け止める量が違います
受け止める量を変えるのは意外とカンタン

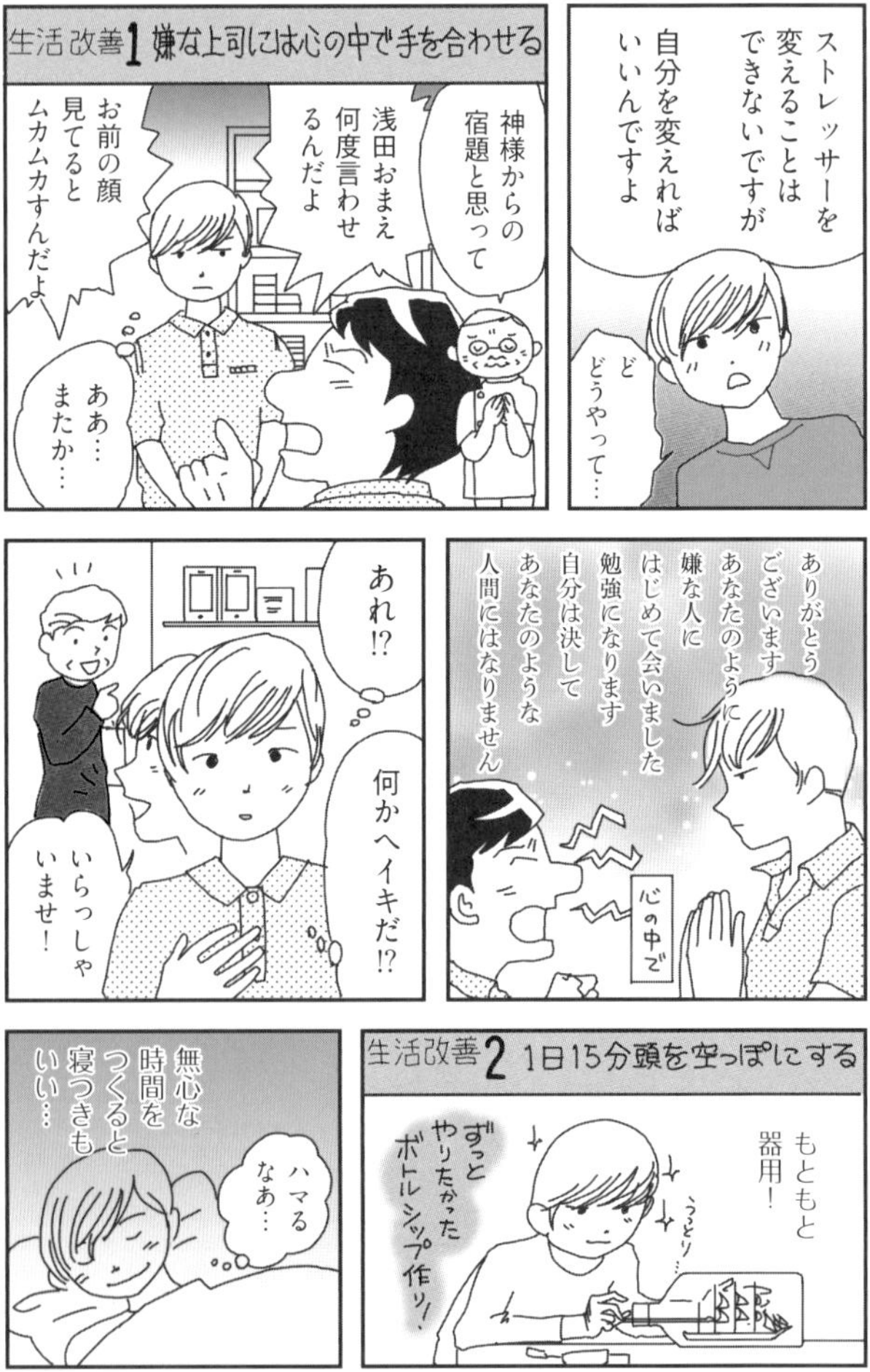
ストレッサーを変えることはできないですが自分を変えればいいんですよ
ど どうやって…
生活改善1 嫌な上司には心の中で手を合わせる
神様からの宿題と思って
浅田おまえ何度言わせるんだよ
お前の顔見てるとムカムカすんだよ
ああ…またか…
ありがとうございます
あなたのように嫌な人にはじめて会いました
勉強になります
自分は決してあなたのような人間にはなりません
心の中で
あれ!?
何かヘイキだ!?
いらっしゃいませ!
生活改善2 1日15分頭を空っぽにする
もともと器用!
うっとり…
ずっとやりたかったボトルシップ作り!
ハマるなあ…
無心な時間をつくると寝つきもいい…

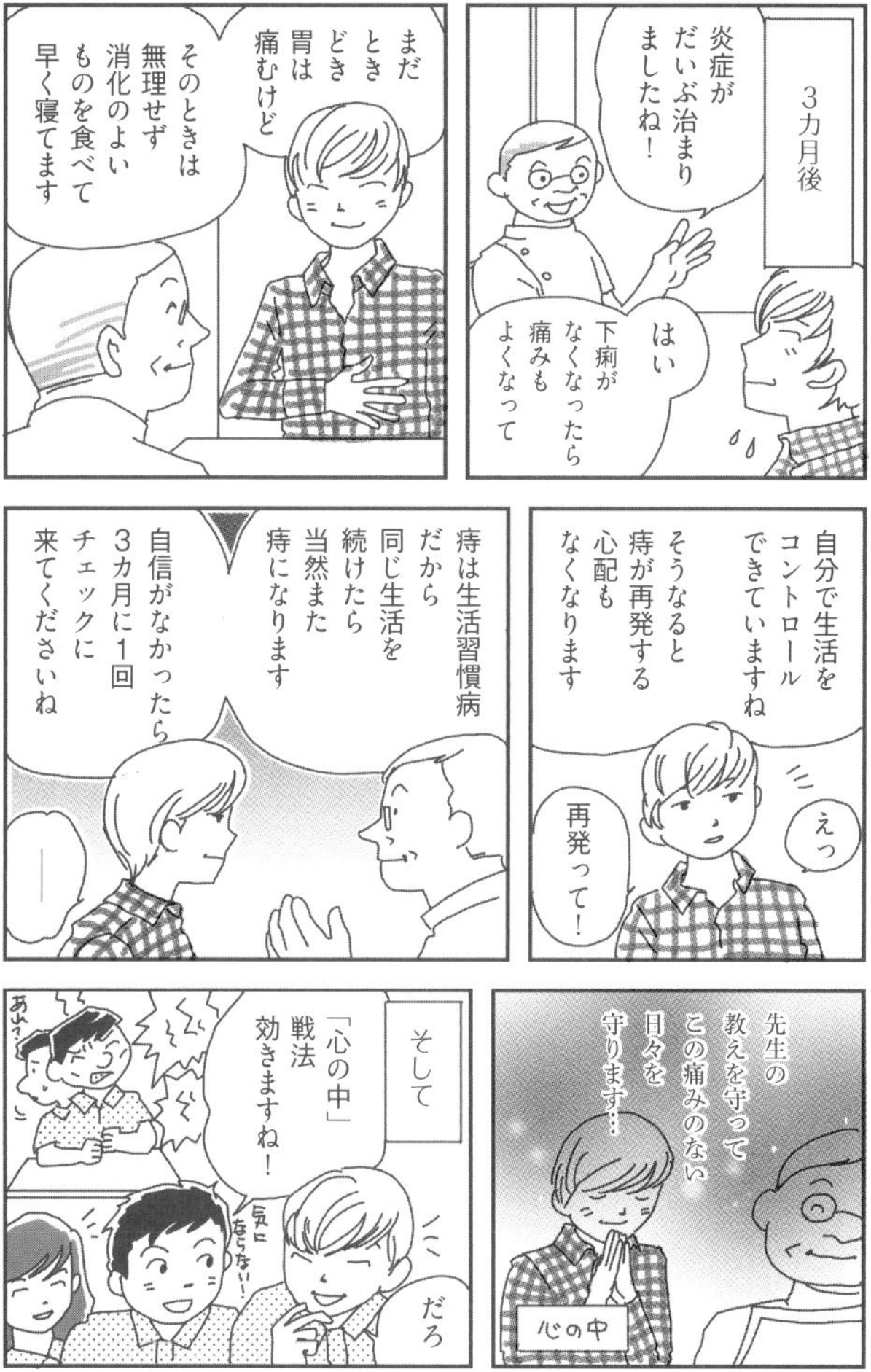
3カ月後
炎症がだいぶ治まりましたね！
はい
下痢がなくなったら痛みもよくなって
まだときどき胃は痛むけど
そのときは無理せず消化のよいものを食べて早く寝てます
自分で生活をコントロールできていますね
そうなると痔が再発する心配もなくなります
えっ
再発って！
痔は生活習慣病だから同じ生活を続けたら当然また痔になります
自信がなかったら3カ月に1回チェックに来てくださいね
――
先生の教えを守ってこの痛みのない日々を守ります……
心の中
そして
「心の中」戦法効きますね！
だろ
気にならない!!

平田先生より

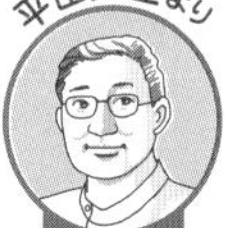

## 「ストレスタイプは〝受け流しの術〟をマスター！」

ストレスを感じたとき、体は攻撃に備えるホルモンである「アドレナリン」を放出して、興奮状態になります。すると体のあちこちで炎症が起こるのですが、これが肛門で慢性化することで、痔になってしまうことがあります。ストレスは免疫反応も低下させるため、さらに炎症を悪化させる悪循環に陥るのです。浅田さんはストレスの影響を受けやすい胃腸も壊し、下痢を起こしていたため、ダブルパンチで急速に症状を悪化させていました。

しかし「ストレスを減らしましょう」と簡単に言われても、浅田さんのように「そんなことできるわけないよ！」と途方に暮れるかもしれません。

わたしは何も「上司のパワハラをやめさせろ」といっているわけではありません。ましてや働くことをやめろという気などサラサラありません。現実的にはどちらも難しく、不可能ですから。

**ストレスは、じつは嫌な上司や厳しいノルマではなく、自分自身の中から生まれるものです。上司やノルマは、外部からの刺激である「ストレッサー」。これは自分では変えられません。**

しかし、このストレッサーの受け止め方は自分で変えられます。10のストレッサーを心のアンプで20に増幅してしまうと、大きなストレスを感じてしまいます。逆に、上手に受け流して5くらいに受け止めることができれば、小さなストレスしか感じません。

ストレッサーにさらされ続けた浅田さんは、心のアンプでストレッサーを2倍、3倍に増幅してしまっていました。そのことに気づいていただき〝受け流す〟ためのテクニックをお教えしたところ、うまく2分の1、3分の1に減らせるようになりました。他人や環境を変えるのは大変ですが、自分を変えるのは、やってみると意外とうまくいきます。

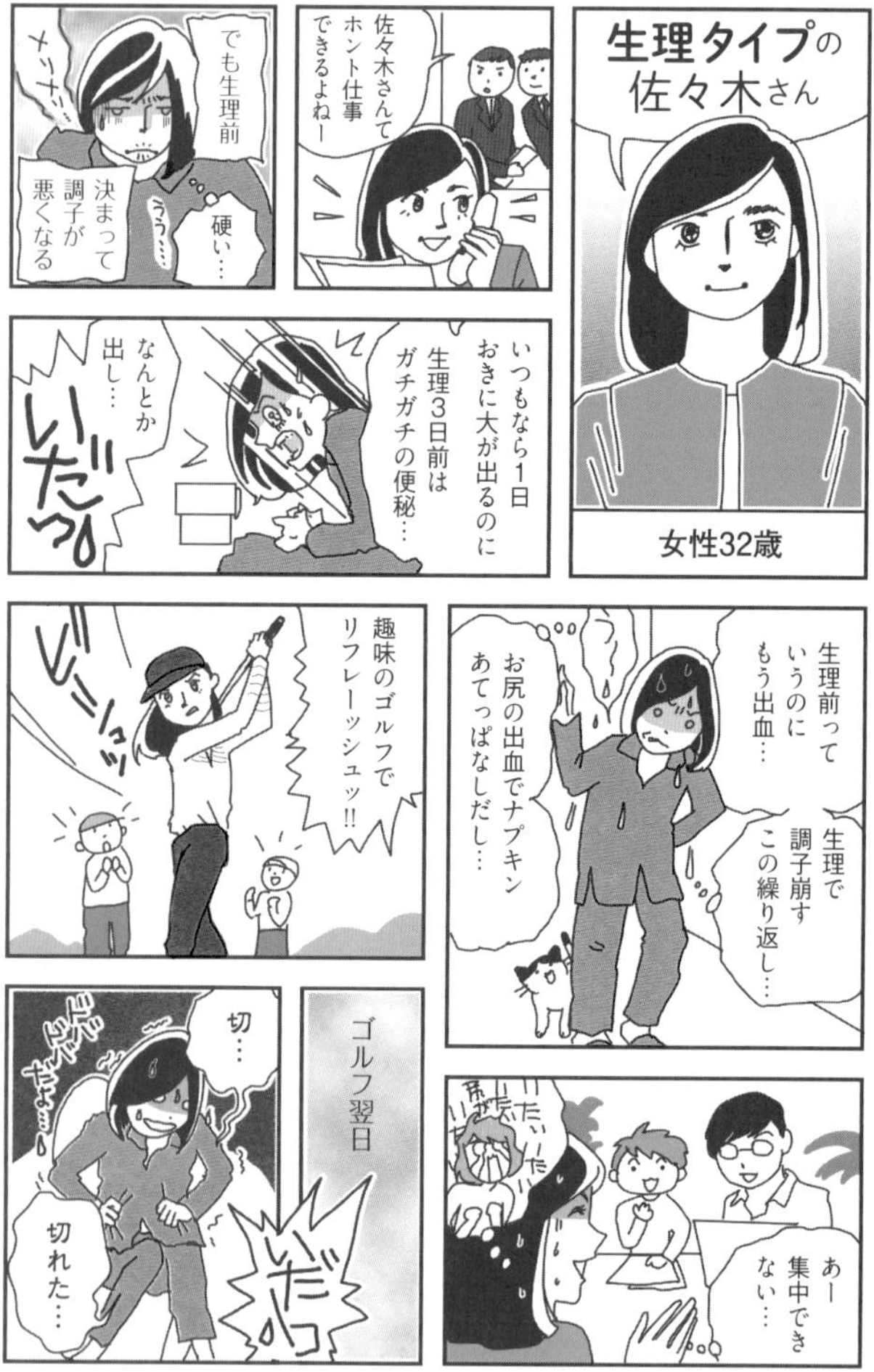
生理タイプの佐々木さん
女性32歳
佐々木さんてホント仕事できるよねー
でも生理前
決まって調子が悪くなる
うう…
硬い…
いつもなら1日おきに大が出るのに
生理3日前はガチガチの便秘…
なんとか出し…
いだっ!!
生理前っていうのにもう出血…
お尻の出血でナプキンあてっぱなしだし…
生理で調子崩すこの繰り返し…
趣味のゴルフでリフレーッシュッ!!
ビューシュッ
ゴルフ翌日
切…
切れた…
あー集中できない…

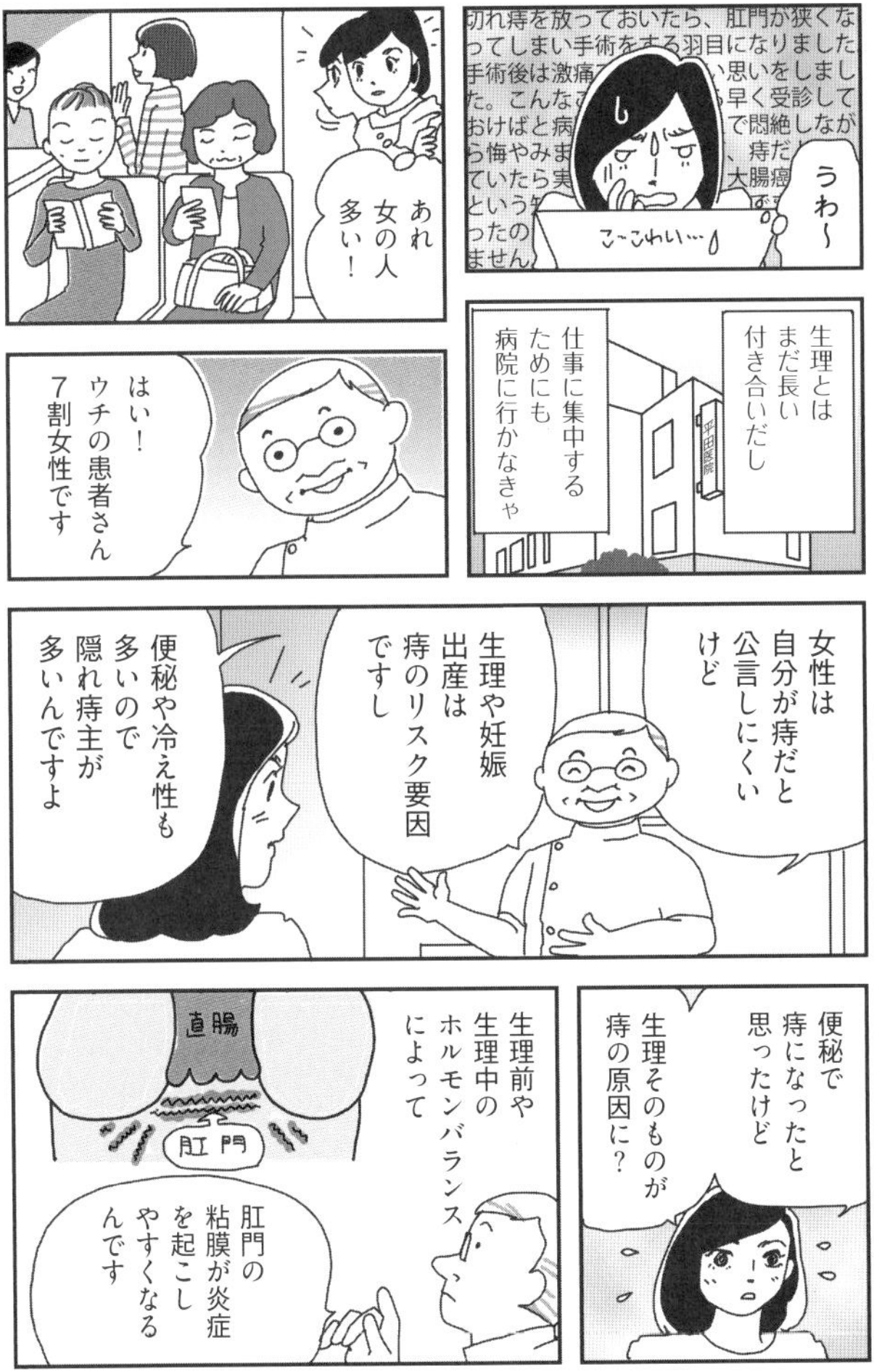
切れ痔を放っておいたら、肛門が狭くなってしまい手術をする羽目になりました
手術後は激痛 思いをしました。こんな 早く受診しておけばと病 で悶絶しながら悔やみま 、痔だ ていたら実 大腸癌 という ったの ません
こ〜こわい…
うわ〜
あれ女の人多い！
生理とはまだ長い付き合いだし
仕事に集中するためにも病院に行かなきゃ
平田医院
はい！ウチの患者さん7割女性です
女性は自分が痔だと公言しにくいけど
生理や妊娠出産は痔のリスク要因ですし
便秘や冷え性も多いので隠れ痔主が多いんですよ
便秘で痔になったと思ったけど
生理そのものが痔の原因に？
生理前や生理中のホルモンバランスによって
直腸
肛門
肛門の粘膜が炎症を起こしやすくなるんです

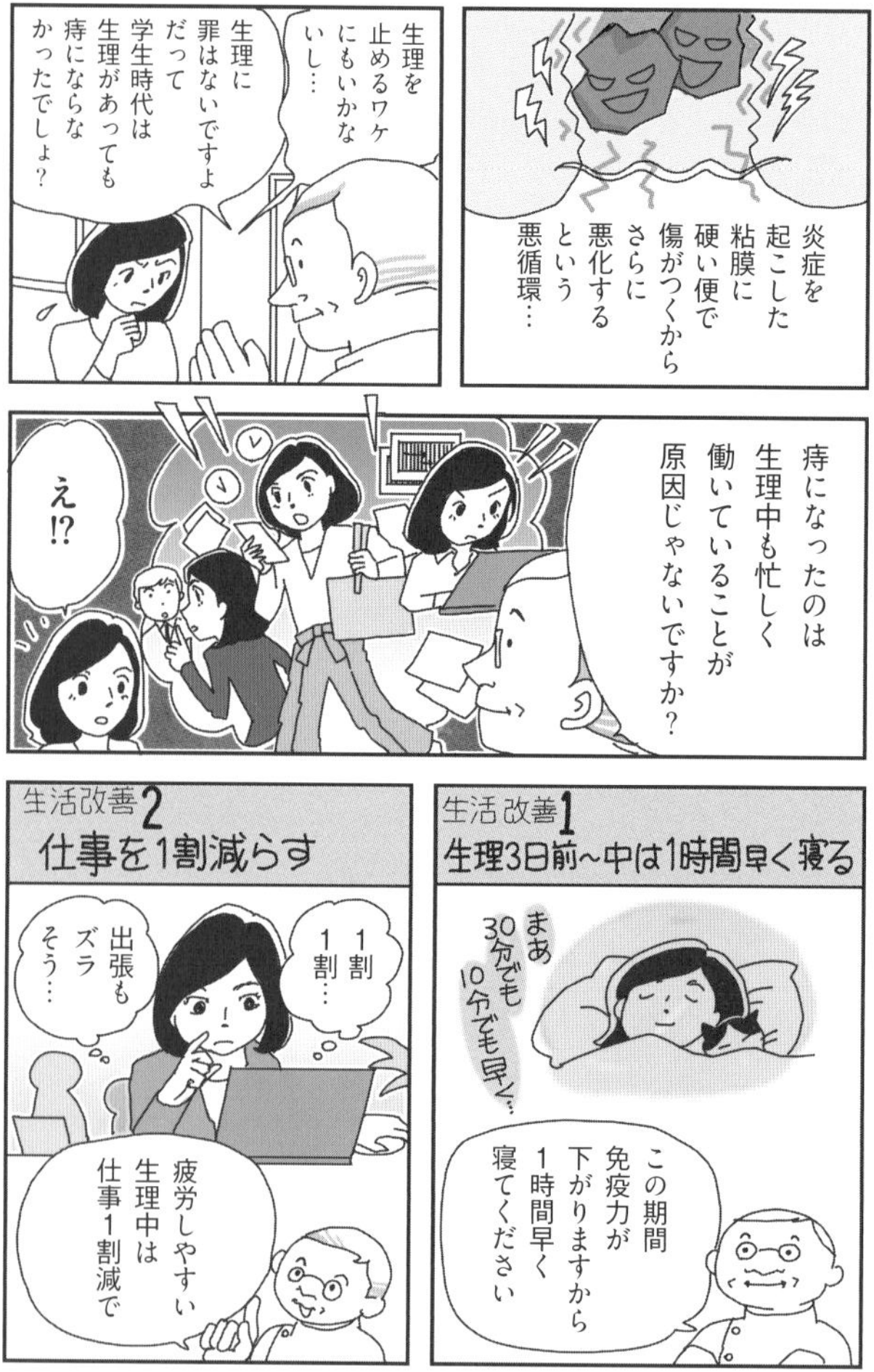

炎症を
起こした
粘膜に
硬い便で
傷がつくから
さらに
悪化する
という
悪循環…
生理を
止めるワケ
にもいかな
いし…
生理に
罪はないですよ
だって
学生時代は
生理があっても
痔にならな
かったでしょ?
痔になったのは
生理中も忙しく
働いていることが
原因じゃないですか?
え!?
生活改善1
生理3日前〜中は1時間早く寝る
この期間
免疫力が
下がりますから
1時間早く
寝てください
まあ
30分でも
10分でも早く…
生活改善2
仕事を1割減らす
疲労しやすい
生理中は
仕事1割減で
1割
1割…
出張も
ズラ
そう…

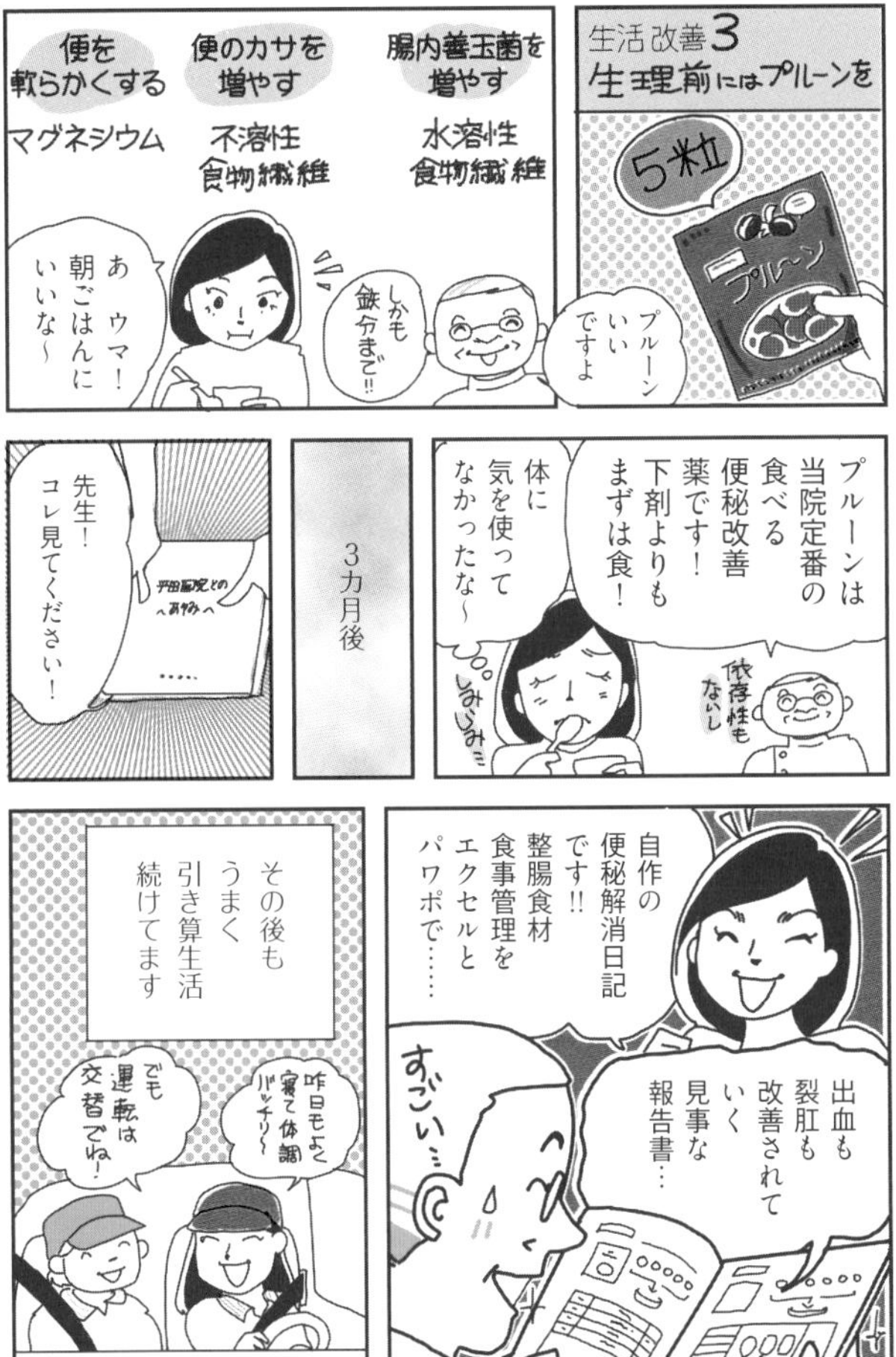
生活改善3
生理前にはプルーンを
5粒
プルーン
プルーンいいですよ
便を軟らかくする
マグネシウム
便のカサを増やす
不溶性食物繊維
腸内善玉菌を増やす
水溶性食物繊維
しかも鉄分まで!!
あウマ! 朝ごはんにいいな～
プルーンは当院定番の食べる便秘改善薬です! 下剤よりもまずは食!
依存性もないし
体に気を使ってなかったな～
しみじみ…
3カ月後
先生! コレ見てください!
平田医院との
～あゆみ～
……
自作の便秘解消日記です!! 整腸食材食事管理をエクセルとパワポで……
出血も裂肛も改善されていく見事な報告書…
すごい…
その後もうまく引き算生活続けてます
昨日もよく寝て体調バッチリ～
でも運転は交替でね!

平田先生より

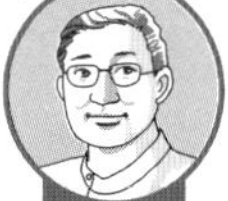

## 「生理タイプは時期が来たら仕事を1割減」

ホルモンの変動から、生理前は便秘、生理中は下痢といった排便トラブルが起こりやすく、それに悩まされる女性は多いもの。さらに、生理中は炎症を起こしやすいということもあり、痔になってしまうケースが少なくありません。

ただ、生理が毎月いつごろにやってくるかは、たいてい予測できると思います。つまり、事前の対策がしやすいということです。

痛みやだるさ、眠気が起こりやすい生理中は、体力的にキツかったり、長時間かかるような負担の大きい仕事や夜の外出などを入れないように予定しておくだけでも、ずいぶん違うはずです。

佐々木さんのようにいつもはフルパワーで働いている女性も、生理前後には「仕事を1割減らす」「1時間早く寝る」「プルーンを毎日5個食べる」といった炎症・便秘予防策をとることをおすすめします。

仕事を1割減らしてください、とお話しすると「社内に迷惑をかける…」「後れをとってしまう」と不安を口にする女性が多いのですが、体を壊しては本末転倒です。長く、高いパフォーマンスを発揮するために、体調管理は必須。何も気をつけなくても常に絶好調！ という人はほぼいません。自分の体の声に耳を傾けて、最高の状態に整えることをぜひ習慣にしてください。

ところで、佐々木さんは趣味のゴルフで痔が悪化していましたね。**じつは、ゴルフは痔の症状があるときは避けてほしいスポーツです。**打つ瞬間に、肛門括約筋が締まり肛門にグッと負担がかかるため、プレー後に悪化してわたしのところへ駆けこんでくるゴルファーはとても多いのです。

ほかにも、野球やテニスなどは、同じようにお尻へ負担がかかるため要注意です。

痔を治すと同時に痩せた二人…

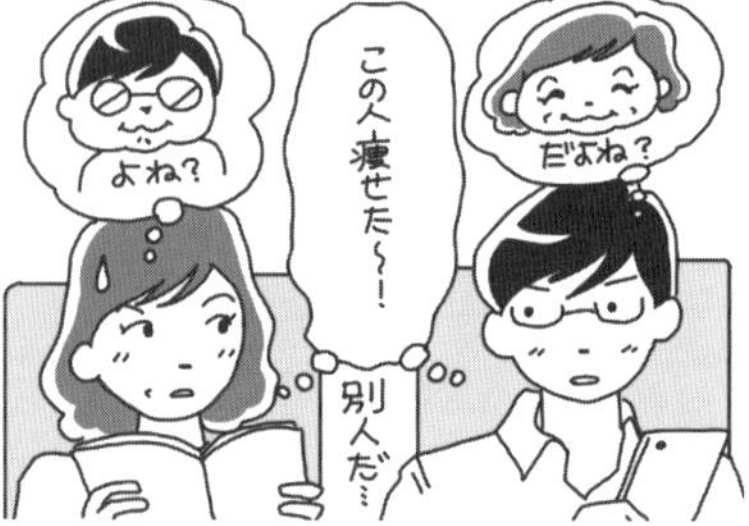

第2章

# 痔は「自分で治す」が正解

## 痔は日本人の3人に1人がかかる〝国民病〟

あなたのまわりには、一体どれくらい痔に悩まされている人がいるでしょうか？　1988年に、ある製薬会社がおこなった調査によると、成人男女の約36％が「自分は痔の気がある」と答えました。

**「3人寄れば、痔主が1人」といえるわけです。**

しかし、これはあくまでも自覚症状の話。痔になっていても、それに気づいていない患者さんもいます。ドイツの解剖学者が成人の遺体を調べた調査結果によると、70％の人に痔核があることがわかりました。また、1982年におこなわれたアメリカのある病院が外来患者を調べた調査では、患者の86％に痔核があることが確認されたといいます。

自覚がなくても、10人中、7人以上のお尻に痔核があるということ。つまり、痔は虫歯の次に多い、まさに「国民病」といっていいでしょう。

ところが、痔が気になってすぐに病院に行く人はごく少数派。平田肛門科医院がおこなった1000人の患者さんを対象にしたアンケート調査では、**自分が痔だと自覚して診察を受けるまで、平均で7年間という長い期間があることがわかりました。**

我慢できないほど症状が悪化して、はじめて病院に駆けこむ患者さんがなんと多いことでしょうか。「診察を受けるのが恥ずかしい」「痔で死ぬことはないし、病院に行くのが面倒」「病院に行くとすぐ手術される」「痔の手術は死ぬほど痛いそうだ」「痔の手術は何週間も入院する」「痔は手術しても再発する」といった理由で、病院への足が遠のいてしまうようです。

日本には、痔があるけど気が付いていない、もしくは治療しないでほったらかしという「隠れ痔主」がとても多いのです。

## 「切らなきゃ治らない」のウソ

「痔で病院に行くと、すぐに切られる」

そんなふうに思っている人は多いことでしょう。実際に、「痔が痛くて医者に行ったら、その場で切られた」「すぐ手術されて、メチャクチャ痛かった」というのはめずらしい話ではありません。

これほど痔の手術が盛んな国は、おそらく日本だけだとわたしは思います。**というのも、「痔は手術しないで治す」が世界の常識だからです。**

痔核（いぼ痔）の先進諸国の手術率を見てみると、ドイツが7％、イギリスが5％、アメリカが4％です。**9割以上の患者さんは、痔で病院に駆けこんでも手術を受けていないということです。**痔核の場合、どのような症状になると手術が必要か、国際的に認められた明確な基準があります。それに照らすと、ほとんどの患者さんは手術の必要がありません。

日本の手術率については正確なデータがありませんが、40%程度と見られています。欧米の患者さんは「痔かな」と気になったら症状が軽いうちに病院に行く傾向があるため悪化例が少ないということがありますが、このことを差し引いても、日本はあまりに高い数字ではないでしょうか。

日本はさまざまな分野でガラパゴス化が叫ばれていますが、痔の治療も世界の常識からとり残されているのが現状です。

ちなみに、当院の痔核の手術率は約12%です。先進諸国より少し高めですが、これはレーザー療法を手術に含めるかどうかという定義の違いが主な要因。実質的には、欧米とほぼ変わらないレベルです。

残念ながら、日本では必要のない手術をすすめる病院がないわけではありません。中には、手術数のノルマがあったり、1人の医師が1日に10人もの患者さんを手術していたりするケースがあるようです。日本の医療制度上、手術しなければ病院の経営が成り立ちにくいという事情もあるのです。

わたしの病院では、他院で「手術しましょう」と言われて、不安になって駆けこんでくる患者さんが少なからずいます。

あるとき、沖縄からやって来たおばあさんがいました。そのおばあさんは地元で有名な病院で痔を診てもらったところ、「すぐに手術しましょう」と言われたそうです。おばあさんは「これはおかしい」と思い、その病院の前で患者さんに次々と声をかけてみたというのです。すると、「すぐに手術」と言われたか、すでに手術した患者さんばかり。おばあさんは「これは信用できない」と見切りをつけ、飛行機に飛び乗って平田肛門科医院に来ました。なんて賢いおばあさんでしょうか。わたしが診察したところ、このおばあさんは手術が不要なレベルの内痔核でした。

確かに、手術が必要な痔もあります。ただ、**痔の治療だけのために緊急手術をすることはまずありません。**あるとすれば、肛門周辺膿瘍という症状で、

## 国内外の痔核の手術率

| | |
|---|---|
| ドイツ | ➡ 7% |
| イギリス | ➡ 5% |
| アメリカ | ➡ 4% |
| 日本 | ➡ 40% |
| 平田肛門科医院 | ➡ 12% |

参考文献／『大腸肛門病学　診断及び外来における処置』、『直腸肛門病学』（いずれもシュプリンガー・フェアラーク東京発行）

うみが出ているケースなど、ごくわずか。とはいえ、これは手術ではなく、単にうみを出す「切開」という処置です。

痔ろう（あな痔）は１００％手術ですが、それでも慎重な診断が必要です。その場ですぐに手術ということはほとんどありません。

もし、あなたが「痔は切らなきゃ治らない」というイメージをお持ちなら、それはきれいサッパリ捨ててください。今は「痔は切らずに治す」時代です。

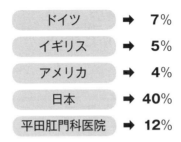

## 3カ月後に手術の有無を決めるのが本物の肛門医

痔は手術しないで治すのが世界の主流といっても、手術が必要なケースももちろんあります。それでは、どうやって判断するのでしょうか。

その目安にしているのは「3カ月」です。

**手術するにしても、3カ月間の生活指導と投薬の経過を見たうえで判断するのが通常の診断となります。**

なぜ3カ月なのか？　それには次のような根拠があります。

肛門の粘膜は、新陳代謝によって2カ月ごとに新しく生まれ変わっています。そのため、生活習慣の改善や投薬によって、傷んだ粘膜が2カ月後には修復され、炎症による腫れが引いていきます。これに1カ月の余裕を持たせて、3カ月間の経過観察としているのです。

内痔核の場合、経過観察後に腫れが引いて脱出が小さくなってから診断をするのが、世界の肛門科専門医の共通認識となっているのです。

つまり、巷で時々耳にする「病院へ行ったら、その日のうちに手術をされた」というなんとも気の毒な痔体験者が受けた治療は、かなり乱暴だと言わざるをえません。痛みがあるほど、腫れているほど麻酔も効きづらくなりますから、切ったときの痛みは相当なものでしょう。

先にもお伝えしたように、即手術が必要なケースはほとんどありません。生活改善や投薬によって炎症を抑えてからステージを判定し、なるべく手術をしないで治す。これが、まっとうな医師がおこなう標準治療です。

3カ月の経過観察で症状がよくならなかった場合に、はじめて手術という選択肢が検討されるわけです。しかしその場合でも、ある程度腫れが引いてから手術をすれば、切除部分が少なくなるので患者さんの負担は軽減されます。経過観察なしで「即手術」という病院にはくれぐれも気をつけてください。

## 「手術に頼らず」が痔治療の基本理念

わたしたち人間は、自分で病気を治す力、つまり「自己治癒力」を持っています。それは、わたしたちが想像する以上に大きな力です。

プラセボ効果というのをご存じかもしれません。薬として効く成分がまったく入ってないブドウ糖などを「よく効く薬」といって医者が処方すると、ほんとうに効いてしまうというものです。「医者に診せて薬を飲んだからもう大丈夫」という思いの力だけで、病気が治ってしまうわけです。

**こうした自己治癒力を最大限に引き出すこと。これが痔の治療の第一選択肢です。**

実際に、自己治癒力を高めることによって驚くほど痔の症状を改善させた患者さんを、わたしは数多く目の当たりにしてきました。

そもそも痔は、何か1つの原因で引き起こされる病気ではありません。高血圧や糖尿病などと同じ、偏った食生活や運動不足、ストレス、飲酒など、さまざまな要因が影響している「生活習慣病」です。

確かに、手術が必要な痔の症状もあります。当院では、内痔核の手術率が12%と先ほど触れましたが、裂肛と肛門狭窄では10・5%、外痔核ではわずか1・2%です。痔ろうだけは100%ですが、それ以外はほとんど手術をすることはありません。

たとえば手術をして患部がよくなったとしても、生活を変えなければ、別の場所にまた病気は現れます。

わたしは基本的に下剤を使いません。他力本願で自分の力で排便するわけではないからです。

手術に頼らず、薬に頼らず、自分で治す。

これが痔の治療の大原則です。

## 生活習慣病を治せるのは生活改善だけ

便は、細菌がたくさんいて、しかも皮膚にとってアルカリ性の刺激物。決してきれいとはいえないこの便が、お尻を毎日通過します。それでもお尻が健康に保たれているのは、肛門の粘膜でリンパ球などの防御隊が活躍して、局所免疫を働かせてくれているからです。

ウイルスや細菌などに攻撃されても、体を守るリンパ球が元気一杯に働いてくれていれば、炎症は起こらず、痔にもなりません。

ところが、攻撃してくる敵に防御隊が負けてしまうと、肛門の粘膜には炎症が起こってしまいます。

この攻撃する相手を勢いづかせてしまうのが、「便秘・下痢」「飲酒」「女性の生理」。防御する力を弱らせてしまうのが、「肉体疲労」「ストレス」「冷え」「長時間のデスクワーク」です。

痔を悪化させるのは、主にこの7つが要因となっています。

この7つの要因のうち、どれが影響しているかは患者さん一人ひとり異なります。この中から患者さんの痔と関係している要因をケアするだけで、症状はずいぶんと改善されます。

79ページの調査結果を見てください。

◎食物繊維を多くとる食事や運動などによる「排便のコントロール」
◎睡眠時間の確保などによる「肉体疲労のケア」
◎メンタルケアなどによる「ストレスのケア」
◎アルコールを減らす「飲酒のケア」
◎夏の冷房対策や入浴などによる「冷えのケア」
◎生理のリズムに配慮した「月経のケア」

当院で内痔核の診断を受けた386人の患者さんに、上記のようなセルフケアをしてもらい、その結果を示したものです。

たとえば「排便のコントロール」をおこなうだけで、31％の患者さんの脱出が改善しました。出血は65％も改善しています。お通じをよくするだけで、痔の症状はこれだけよくなるわけです。

「飲酒のケア」を見ると、38％の患者さんは脱出が改善し、78％もの患者さんの出血が改善しました。お酒を減らすだけで、8割の患者さんの出血が止まるわけです。

**このデータからは、生活習慣を見直すだけで、痔の症状は劇的に改善することがわかります。**

生活習慣を変えることこそ、手術なしで痔をよくする一番の近道なのです。食生活を和食中心に見直す。深夜に脂っこいものを食べない。お酒を減らす。毎日できるだけ歩く。便通をよくしていきまずにスルッと出す。

これらの生活習慣が、手術なし、再発なしで痔を改善する最良の方法です。

## セルフケアで内痔核の症状が大幅に改善！

1998年1月から2000年3月までの期間、平田肛門科医院を受診、内痔核の診断を受けた初診患者386例（女性262例・男性124例）の調査結果。1年以上6項目のセルフケアを実行、1〜2カ月に1度外来を受診してもらい問診と診察をおこなった。排便時の脱肛と出血それぞれの程度や頻度が大幅に改善されたことがわかった。

### セルフケアが「よくできた」「まあまあできた」人たちの症状の変化

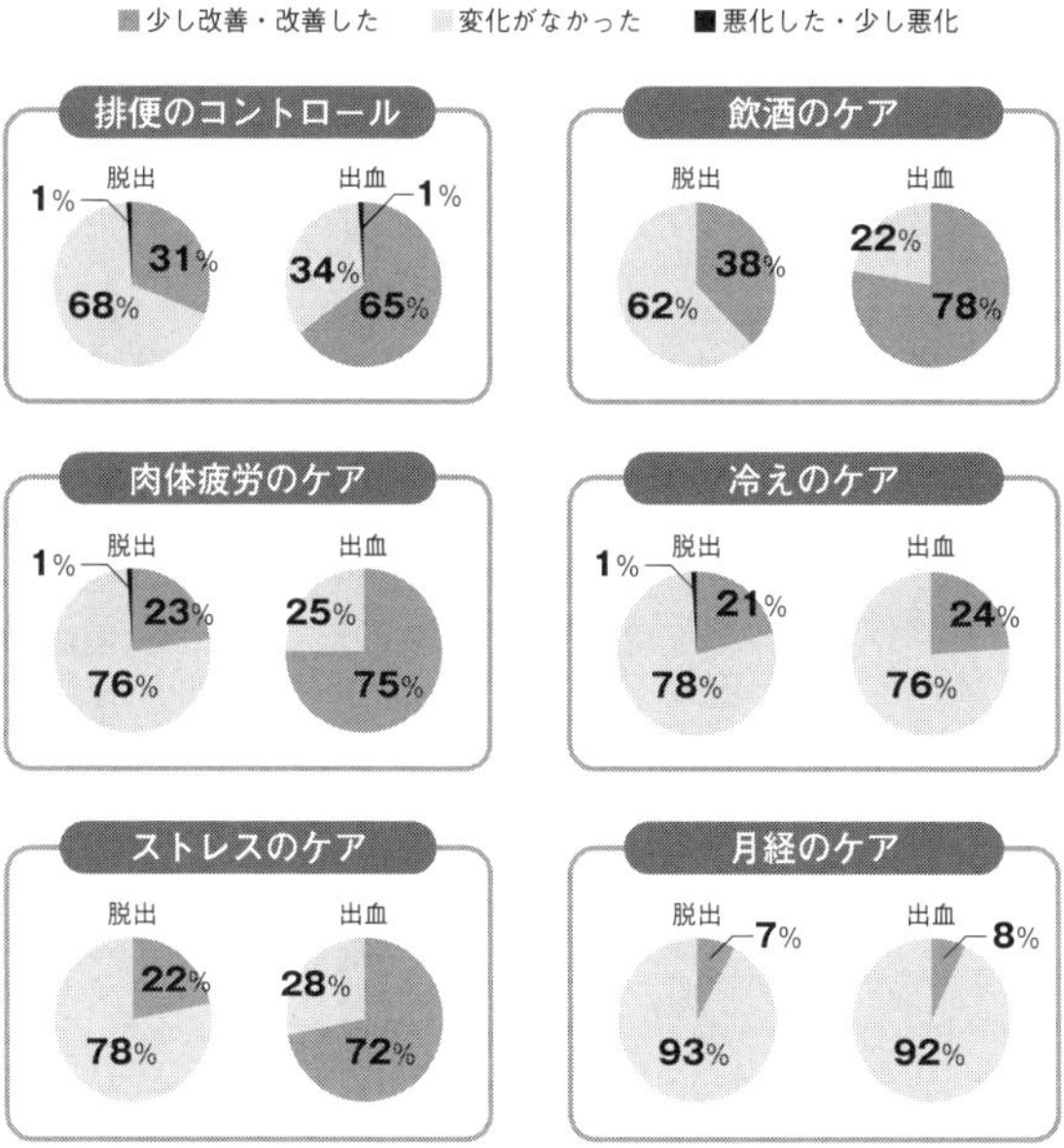

## 血圧、血糖値、中性脂肪……ほかの数値も劇的改善！

冒頭のマンガでもご紹介した通り、**痔のための生活改善をおこなうと、それ以外の生活習慣病がよくなったり、肥満があった方がみるみる痩せるといったことがよくあります。**

便秘に悩んでいたある患者さんは、食物繊維を1日20g以上とるような和食中心の食生活に変えたら、結果的に糖尿病もよくなりました。

食物繊維を積極的にとると、コレステロール値が下がるケースも多く見られます。食物繊維は大腸でコレステロールを吸着して、便と一緒に排出してくれるからです。

中には、痛風やドライアイ、腰痛がよくなったケースも。

「一病息災」という言葉があります。

これは、病気がなくて健康な人よりも、1つぐらい持病があるほうが、かえって健康に気を配って長生きすることを意味します。

痔はまさに一病。自分の体からのSOSがお尻に出てきている、ということです。しかも、痔は命にかかわるような病気ではありません。

痔は、お酒の飲みすぎや暴飲暴食、運動不足が招く生活習慣病とお伝えしてきましたが、これらはお尻にだけ悪いわけではなく、当然、血管や内臓など体全般に悪影響を与えます。

たまたま痔の症状が強く現れただけで、調べてみたら血管はボロボロ、血糖値やコレステロール、中性脂肪の数値も基準値を大きく超えている、なんてケースはたくさんあるわけです。実際、生活習慣病のデパートのような方も、たくさんいらっしゃいます。

痔をよくするために、食生活を変えたり、運動したりといった生活習慣を変えていけば、健康診断の数値もどんどん改善されていきます。

## 平田式は手術なし！ 再発なし！ 後遺症なし！

当院では、内痔核の場合、9割近い患者さんは手術しません。生活改善と薬だけで治します。

**手術をおこなった患者さんも、当院では過去20年間、再手術ゼロ、当然再発もゼロということです。**

ただ、痔は生活習慣病。手術した箇所は再発しませんが、生活を変えなければ、当然ほかの場所にふたたび痔はできるでしょう。

外痔核の患者さんは、基本的に手術をしないで治します。当院では過去10年間、外痔核の手術例はゼロです。肛門の外側にいぼ痔があることを気にする人は多いのですが、炎症さえ起きていなければそのままにしておいてもなんの問題もありません。見た目の問題なので、それを切除するとなると、わたしは痔の治療とはいえないと考えています。

わたしは、できるかぎりお尻にメスは入れません。なぜかというと**一度傷ついた肛門括約筋は再生できない**からです。年齢が若いうちは日常生活に支障が生じないかもしれませんが、20年後にどうなるかわかりません。お尻を締める力が弱まり、我慢できなくなって便失禁を起こす危険があるのです。

患者さんの20年後に、誰が責任をとるのでしょうか？

わたしはこれまで、手術の後遺症に悩まされている人を何人も見てきました。手術に失敗して、肛門狭窄になってしまった人。括約筋を2か所も切断され、若くして便失禁となってしまった人。ほかにもさまざまです。

だからこそ、リスクのともなう手術はできるだけせずに、自己治癒力を引き出すことを方針としています。

たとえ手術しても、後遺症が残らないように細心の注意を払うようにしています。

## 自分で治すための3原則

自己治癒力で痔を治すためには、次の3原則があります。

### 原則1　正しい診断

いくら自分で治すといっても、自分で痔の正しい診断をすることはできません。「痔だと思っていたら、直腸がんだった」という例は意外と多いものです。まずは肛門の専門医になんの病気で症状のレベルはどれぐらいなのか、どんな治療、セルフケアが正しいのかを診断・指導してもらうことが肝心です。

### 原則2　正しい方法

もし、あなたがテニスを始めるとしたらどうしますか？　自己流でやる人はほとんどいないはず。スクールのコーチなり、身近で上手な人なりに教えてもらうことでしょう。

これは痔の治療のための生活改善も同じこと。専門のコーチに症状に適したやり方と計画を考えてもらうことが欠かせません。このコーチこそ、肛門の専門医。食事や排便のコントロールなどを具体的にどのようにすればいいのか。それによって症状はどのように変化しているのか。わたしたちコーチに、定期的にチェックしてもらってください。医者を上手に利用することです。

## 原則3 長続きする方法

生活習慣を変えてみたものの、続かずにやめてしまった経験はありませんか？ 苦しくてつらいことは、誰もが嫌なものです。

長続きさせるには、日ごろの生活を少し変えるだけで効果的な方法をとり入れることが肝心。

それに、自分1人だけでやっているとついサボってしまいがちですが、コーチに定期的に診てもらうとなると、「まずい、やらなきゃ」という気になるものです。これが医者を利用するメリットでもあるのです。

## それでも手術が必要になったらやるべきこと

これまでお伝えしてきたように、不必要な手術を受けたことによって、症状が悪化してしまっているケースはめずらしくありません。とはいえ、割合は少ないとはいえ手術が必要な痔の症状があるのも事実です。では、医師から「手術しましょう」と言われたとき、どうすればいいのでしょうか？

まずは、**慌てずに「病名は何か？」「なぜ手術が必要なのか？」を質問することです。**「内痔核のステージⅢだから」「間違いなく痔ろうだから」といった明確な理由を、医師に説明してもらいましょう。

**それを口頭で説明してもらうだけでなく、紙に書いてもらってください。**メモ書きでもかまいませんし、診断書を書いてもらってもいいでしょう。診断書は有料で、医療機関によって3000～4000円ほど。それでも適正な手術かどうか、お尻の健康な未来を考えたら高くはありません。

紙に書いて証拠を残すとなると、医者はさすがに無責任なことはできません。万が一、手術が不要なレベルの症状なのに不必要な手術をしたとなれば、訴えられる可能性があるからです。

ほかの肛門科医にも診断をしてもらうとさらに安心です。ただし、セカンドオピニオン外来で受診すると、相談料が数万円と高額になってしまうことがあるため、通常の外来で診てもらうことをおすすめします。

もうひとつ、**「誰が手術するのか？」を確認することもお忘れなく。**

病院によっては、診察した医師と手術する医師が異なるということも。手術が必要だと判断した医師と、実際に手術する医師が違えば、万が一、何かあったとき、誰が責任をとってくれるのでしょうか？

不明な点は遠慮せずに質問をして、それに対して目を見て誠実に答えてくれるかどうかも、信頼できる医師を見分けるポイントです。

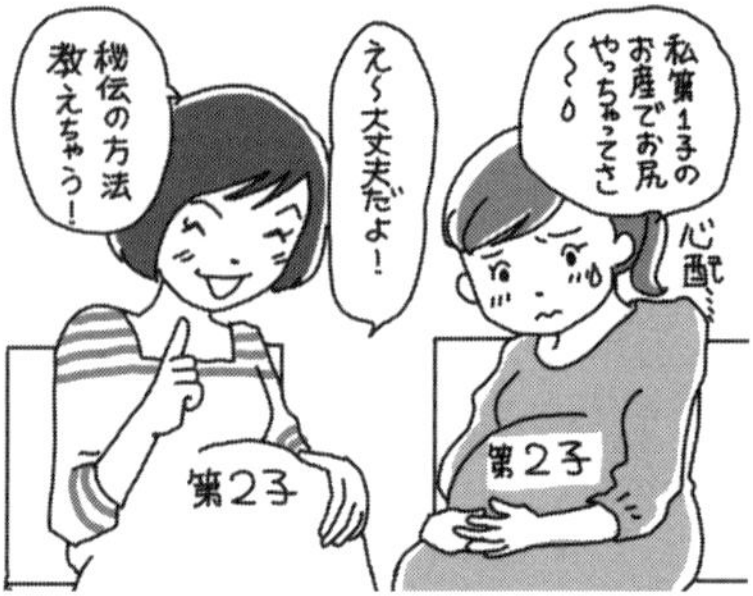
私第1子のお産でお尻やっちゃってさ～
心配…
え～大丈夫だよ！
秘伝の方法教えちゃう！
第2子
第2子

# 第3章

# 痔のタイプ別最新治療

## 肛門のしくみと働き

そもそもお尻はどのような構造になっているのでしょうか。痔を知るために、まずは肛門のしくみと働きを押さえておきましょう。

わたしたちの消化器は、食道から胃、十二指腸、小腸、大腸、そして肛門へとつながっています。大腸はさらに盲腸、上行結腸、横行結腸、下行結腸、S状結腸、直腸に分かれます。

このうち、排便と関係しているのは、S状結腸から下の部分です。

肛門は、正確には「肛門管」という長さ約3㎝の器官です。

肛門のふちから1・5センチくらい奥には「歯状線」というギザギザの線があります。ギザギザしていて歯のようなので、その名が付いています。

この歯状線は、いわば外界と内界の境目。というのも、赤ちゃんがお母さんの体内にいるとき、体の中から外へ向けて伸びてきた「原始直腸」と、お尻の外から内側へと凹んでいった「原始肛門」が出あった場所だからです。

歯状線の内側は、大腸と同じように自律神経によって支配されています。自律神経は自分の意思ではコントロールできません。また、痛みもほとんど感じません。

かたや歯状線の外側は、皮膚と同じ体性神経（脊髄神経）によって支配されており、皮膚と同じように痛みを感じるのです。

このため、**痔が歯状線より内側にできれば痛みを感じることはなく、歯状線より外側にできれば、皮膚と同じように痛みが生じるというわけです。**

歯状線のまわりには「肛門腺窩《せんか》」という小さな穴が12～13個あります。この肛門腺窩には、肛門腺という細い腺がつながっています。スカンクが危険を感じたときにお尻から出す悪臭はおならではなく、この肛門腺からの分泌液。人間も、かつては肛門腺から異性を誘う香りを発していたのではないか、という説があります。

そして、普段お尻に力を入れなくても便がもれてしまうことがないのは、肛門の周辺にある「内肛門括約筋」と「外肛門括約筋」という2つの筋肉が肛門を閉じているからです。

内側にある内肛門括約筋は、不随意筋です。心臓や胃と同じように自律神経によって支配されており、自分の意思でコントロールできません。寝ているときでも便がもれないのは、この内肛門括約筋が無意識のうちに働いてくれているからです。

一方、外側にある外肛門括約筋は、随意筋です。このため手足の筋肉と同じように、自分の意思でコントロールできます。便意をもよおしたとき、グッとこらえられるのは、外肛門括約筋のおかげです。

肛門は単なる穴のように見えて、このように複雑でデリケートなしくみになっているのです。

## 直腸と肛門管のしくみ

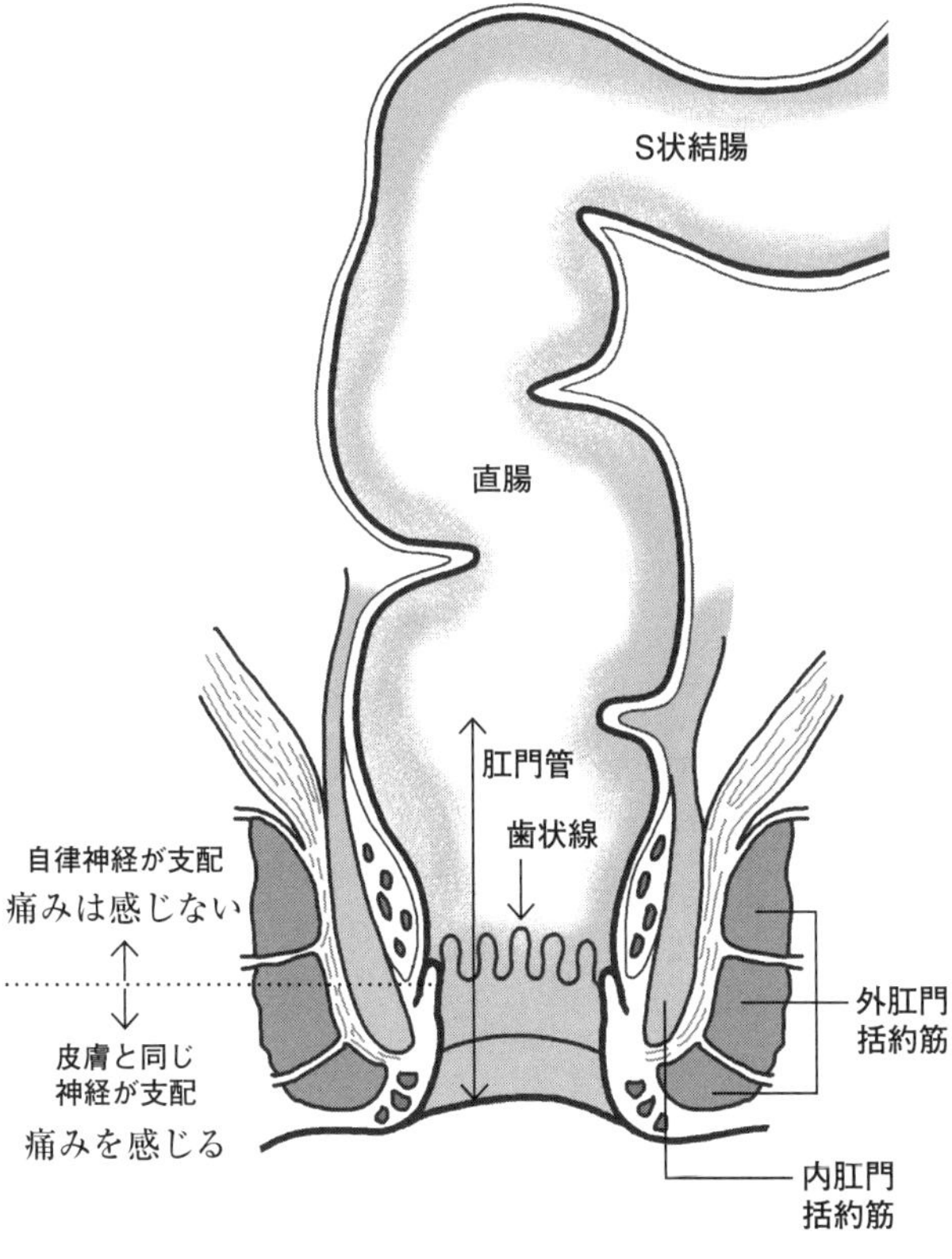

S状結腸
直腸
肛門管
歯状線
自律神経が支配
痛みは感じない
皮膚と同じ
神経が支配
痛みを感じる
外肛門
括約筋
内肛門
括約筋

## なぜ痔になるの？

痔は、人間特有の病気だと言われています。

4本足の動物は、心臓とお尻の高さがほぼ同じ。大きな力を加えなくても、お尻の血液が心臓に戻っていきます。

これに対して、人間は心臓がお尻より高い位置にあるので、お尻から心臓へ血液を戻すのに大きな圧力が必要です。上体の重さもお尻にかかります。このため、人間の体の構造自体、お尻はうっ血しやすくなっています。

また、肛門はまわりにある括約筋と粘膜だけではピタリと閉じません。1㎜くらいの隙間ができてしまうのです。その隙間を埋めているのが、筋繊維や動脈、静脈が網の目のように集まっているクッション組織。これがあるために便やガスがもれません。

ところが30歳を過ぎたころになると、クッションをつないでいる結合組織が老化現象でくずれてきます。そこになんらかの刺激が加わると、クッションがズルッとズレて痔核ができて、脱出してしまうことがあるのです。

たとえば、便秘になって排便時にいきむことで、クッションに大きな負担がかかります。すると、クッションがうっ血したり、結合組織が断裂してしまったりするのです。このため便秘の人には、痔主が多いわけです。

便秘のほかにも下痢やストレス、飲酒も、肛門に炎症を起こします。また、冷えや運動不足は肛門をうっ血させて痔のリスクを引き上げます。

体の構造に加えて、加齢や生活習慣が引き金となり、肛門に炎症とうっ血を起こして痔を発症してしまうというわけです。

デリケートにできているお尻が、老化とともにダメージを受けやすくなって、炎症を起こしやすくなるのは仕方のないこと。痔は誰にでも起こりうる病気なのです。

## 炎症の原因 1 ストレス・肉体疲労

目にも肛門にも、同じように粘膜があります。この2か所の粘膜の厚さは、じつは、同じなのです。

目の粘膜は非常に薄くて繊細です。目の中に小さなゴミが1つ入っただけでも、涙が出たり傷ついたりと大騒ぎになりますね。そこへ、菌が山ほどいるうえ、アルカリ性の刺激物である便が入ったとしたら――炎症を起こしてはれあがるだけでなく、失明さえしてしまうかもしれません。

それではなぜ、同じ薄い粘膜である肛門は、毎日便にさらされても平気なのでしょうか？

それは、**肛門の粘膜は局所免疫の働きが強いから。菌やウィルスを掃除してくれる「リンパ球」がたくさんいて、毎日一生懸命に粘膜の掃除をしてく**

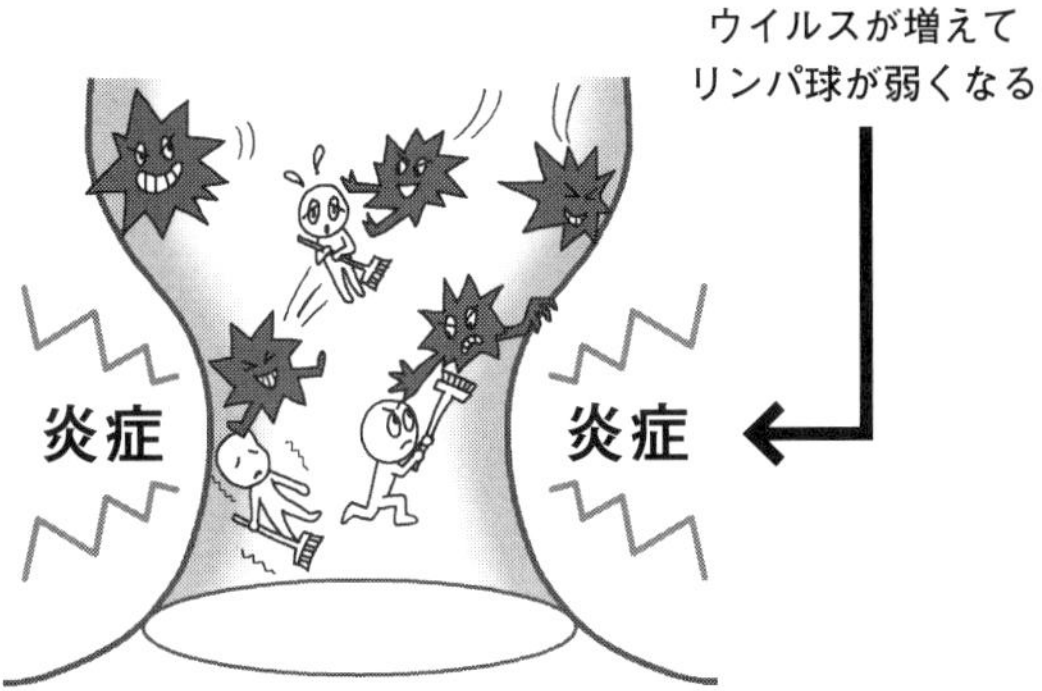


**れているのです。**

ところが、ストレスや肉体疲労が起こると、このリンパ球の数がたちまち少なくなって免疫力を低下させ、ウィルスや菌が増強し、炎症を起こしてしまうのです。

しかし、肛門管の上部（歯状線より上）の粘膜には痛覚がないため、炎症を起こしても痛みを感じません。そのため、気づかないうちに痔の症状が悪化してしまうことが多いのです。

炎症の原因 2

## 便秘

当院に来る患者さんの約70%は、女性です。男性よりも女性に痔が多くなるわけのひとつが、便秘。下痢に悩む男性が多いのとは対照的に、女性は便秘に悩まされる方がたくさんいますが、そのわけは、主に次の3つです。

ひとつは、ダイエット。食事の量を減らすと、それだけ便のカサが減るため便の回数が減って、便秘しやすくなります。

次に、女性特有のホルモンの働き。生理前に分泌されるホルモンには、腸の働きを鈍らせてしまうという特徴があります。便を運ぶ腸のぜん動運動が弱くなると、当然便は出にくくなってしまうわけです。

3つ目が、便意を我慢してしまうこと。女性は外出中、便意を感じても羞恥心から我慢してしまう傾向があります。便意を無視し続けていると、便意

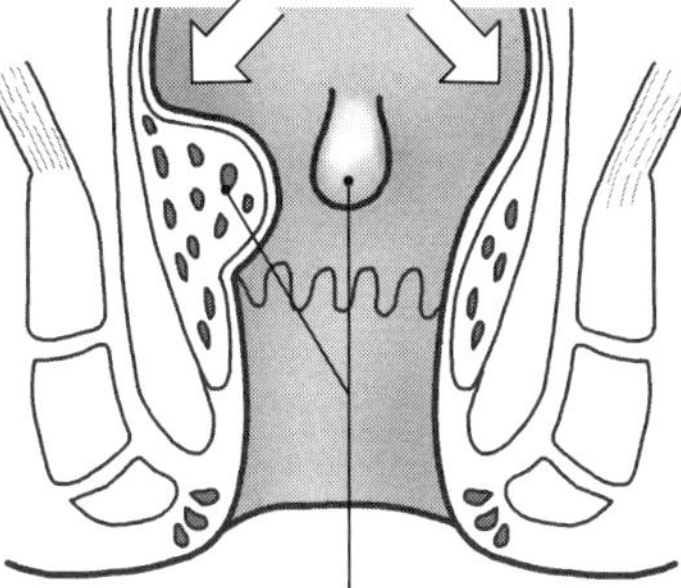

うっ血が起こり内痔核ができる

自体が起こらなくなるのです。

直腸や肛門付近に刺激物の便を、大量に長期間滞留しつづけていては、局所免疫による掃除が間に合わず、炎症が起きてしまいます。

さらに、強くいきんでしまうことから肛門に重い負担がかかるうえ、硬い便が肛門の粘膜を傷つけてしまいます。そこが便にいる細菌に感染して、さらに炎症を悪化させてしまうのです。

**便秘は二重三重に肛門を痛めつけ、痔を発症させる最大要因なのです。**

## 炎症の原因 3 下痢

下痢に悩まされている男性は意外と多いもの。中には、1日に3回も4回もトイレに駆けこむ、という方もめずらしくありません。

便秘だけでなく、じつは下痢も肛門に炎症を起こして痔の原因となります。水分の多い便は、肛門の粘膜に浸透しやすく、これが炎症の引き金になることがあるのです。便が浸透しつづけることによって、粘膜自体が弱くなってしまうことも。頻繁に下痢していると、なおさら危険性が高まります。

また、下痢は勢いよく肛門から水様性の便が噴出してしまうため、土石流が河岸を削りとるように、肛門の粘膜を傷つけてしまうことも。

そして、水様性の便を勢いよく出すと、便が肛門腺窩から肛門腺に押しこまれることがあります。元気なときは局所免疫が細菌を撃退してくれますが、

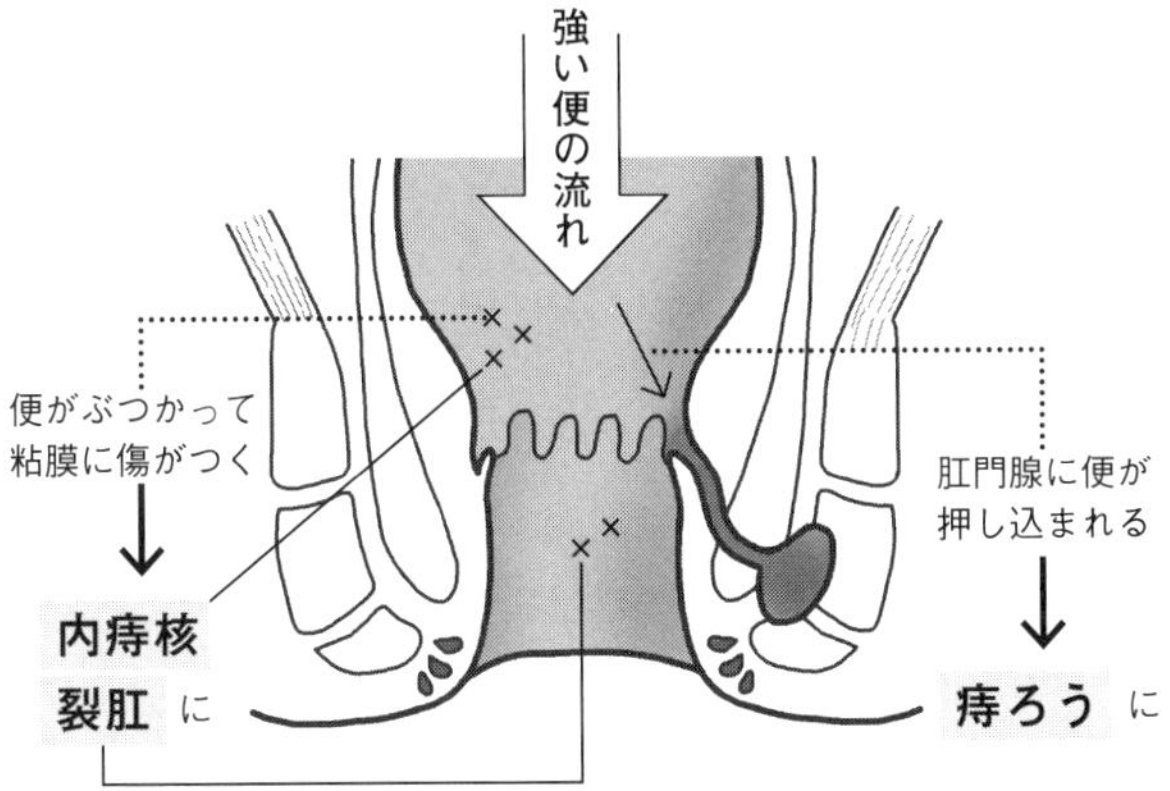
強い便の流れ
便がぶつかって
粘膜に傷がつく
内痔核
裂肛 に
肛門腺に便が
押し込まれる
痔ろう に

ストレスや疲労が重なって免疫力が落ちていると、肛門腺が炎症を起こして化膿してしまうことに。これが悪化すると、「痔ろう」になってしまいます。このため、痔ろうは女性よりも男性に多い傾向があります。

いつも下痢気味の人は、便の調子を整えるのが、痔予防の第一歩です。**痔ろうはがん化するリスクもあるために手術100%という、痔の中でも深刻度はナンバーワン。**下痢になったら即、改善に努めることが大切です。

## 炎症の原因 4 冷え

冬が寒いのは当たり前ですが、これだけエアコンが普及すると、夏の冷えに悩む人が増えてきました。この冷えも、肛門を炎症させる原因になります。**体が冷えると、肛門周辺の血管が収縮して、血液の循環が悪くなってしまいます。すると、うっ血して炎症が起こるのです。**

コンピュータ機器が多く設置されている部屋や研究施設、生鮮食品を扱うスーパーなどは、室温が低く設定されています。こうした職場で働いている人たちは、冷えからくる痔になりやすいといえます。

また、オフィスワークの人は、冷房の寒さに加えて、長時間すわりっぱなしでパソコンに向かっています。これもまた、冷えと運動不足でうっ血リスクが非常に高くなります。

## 炎症の原因5 飲酒

お酒を飲むと体が温まると思っている人が多いのですが――これは大きな誤解です。アルコールには末梢血管を拡張する作用があるため、確かに血流はよくなります。お酒を飲むと顔が赤らむのは、血液が末梢に流れて体の表面が温まるからです。

ところが人間の血液の量は限られていますから、体の表面に血液が集中すればその分、内臓へ流れる血液は不足します。つまり、**体の内側は逆に血流が不足するために、肛門付近はうっ血しやすくなるのです。**

また、アルコール自体が炎症を引き起こす物質であるうえ、飲みすぎておなかを壊し下痢を起こすと、うっ血と炎症のダブルパンチに。肛門を痛めつけることに拍車がかかるため、飲みすぎにはくれぐれも注意が必要です。

## 炎症の原因 6
# 運動不足

糖尿病や高血圧、動脈硬化、メタボなど、ほとんどの生活習慣病の原因に運動不足があります。痔も生活習慣病のひとつですから、当然その例にもれません。「運動をほとんどしない」という痔の患者さんは、とても多いといえます。

一日中すわり仕事の人は、とくに痔になる確率が高くなります。長時間すわったままでいると、下半身の静脈血が心臓に戻りにくくなり、お尻の血液の循環が悪くなってしまうからです。

すわっているあいだ中、上体の負荷はお尻にかかりっぱなしとなるため、うっ血して炎症を起こし、痔になってしまうのです。

炎症の原因 7

# 生理・妊娠・出産

**生理中の女性の肛門の粘膜は、炎症を起こしていることがほとんどです。**

原因はまだわかっていませんが「黄体ホルモン（プロゲステロン）」と「卵胞ホルモン（エストロゲン）」という2つの女性ホルモンが、生理前から生理中にかけて急激に低下することが影響していると考えられています。

また、妊娠や出産が痔のきっかけになることもよくあります。妊娠中は大きくなった子宮が下大静脈を圧迫するため、肛門や直腸周辺の細い静脈がうっ血して、痔になりやすくなるのです。

さらに、分娩のときに強くいきむことで、肛門が脱出することもあります。

出産後、母乳を与えるために水分が不足して便が硬くなり、排便時に肛門を傷つけてしまうことも、痔に罹患する原因となります。

## 痔は「痔核」「裂肛」「痔ろう」の3種類

痔は、誰もが知る病気です。ところが、医学的には痔という病名はありません。痔という言葉は、お尻の病気の総称として使われています。

痔は、大きく分けて3種類あります。

**最も多いのが「痔核」です。**これは、一般的に「いぼ痔」と呼ばれるものです。男女ともに多く、痔の患者さんの約6割を占めます。

**「切れ痔」というのもよく耳にするでしょう。**これは正式には「裂肛」です。女性の患者さんで痔核に次いで2番目に多いのが裂肛。女性は便秘症の人が多いことから、硬い便がお尻を通過するときに切れてしまうケースが多いというわけです。

**最後に「痔ろう」です。**これは耳慣れないかもしれませんが、俗に「あな

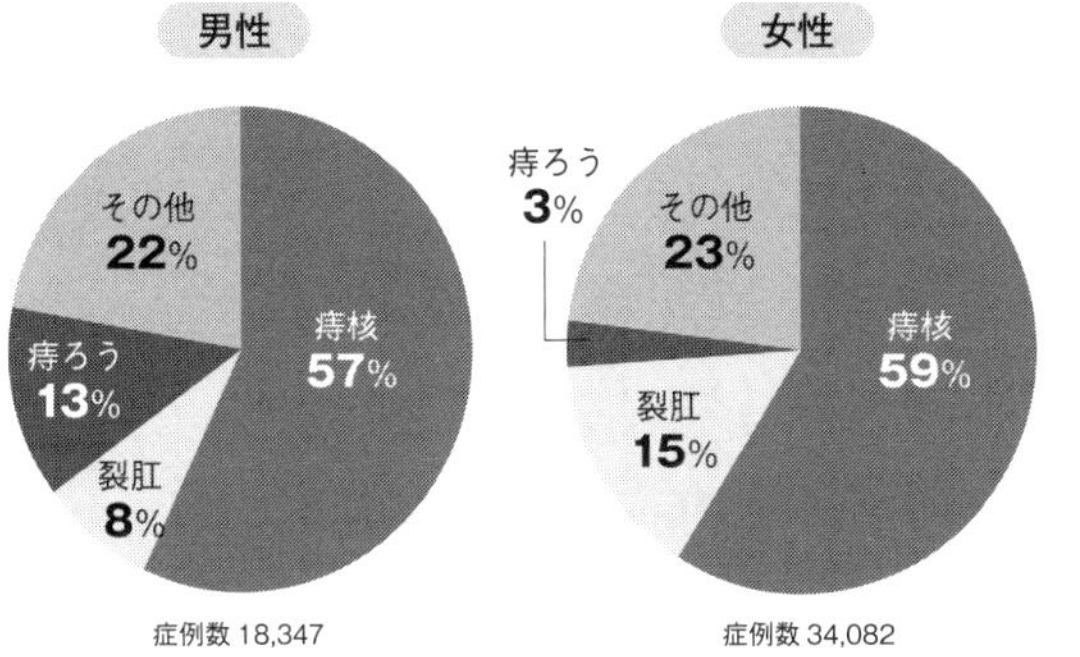


平田肛門科医院調べ（1990〜2016 年）

痔」と呼ばれています。男性の患者さんの場合、痔核に次いで2番目に多く、13%を占めます。痔ろうは慢性的な下痢が引き起こすことから、ストレスで下痢になりやすい男性の患者さんが多いと考えられます。

女性の痔ろうは3%と少数ですが、近年は増加傾向です。働く女性が増えて、男性と同じようなライフスタイルとなり「女性が男性化」していることが原因ではと、わたしは考えています。

次から、この3種類の痔についてくわしく説明していきましょう。

## タイプ❶「痔核」

痔核は、肛門の周辺にできた動静脈瘤の一種です。

肛門のクッション組織がうっ血したり、出血したりして、肛門内に盛り上がり、たれ下がってできたものです。形がいぼのようであることから「いぼ痔」と一般的には呼ばれています。

痔核には「内痔核」と「外痔核」の2種類があります。**内痔核は、歯状線の内側にできたもの。外痔核は、歯状線の外側にできたものです。**

内痔核は、大きくなると排便のときに肛門から外に出てくるようになってきます。これが「脱肛」です。

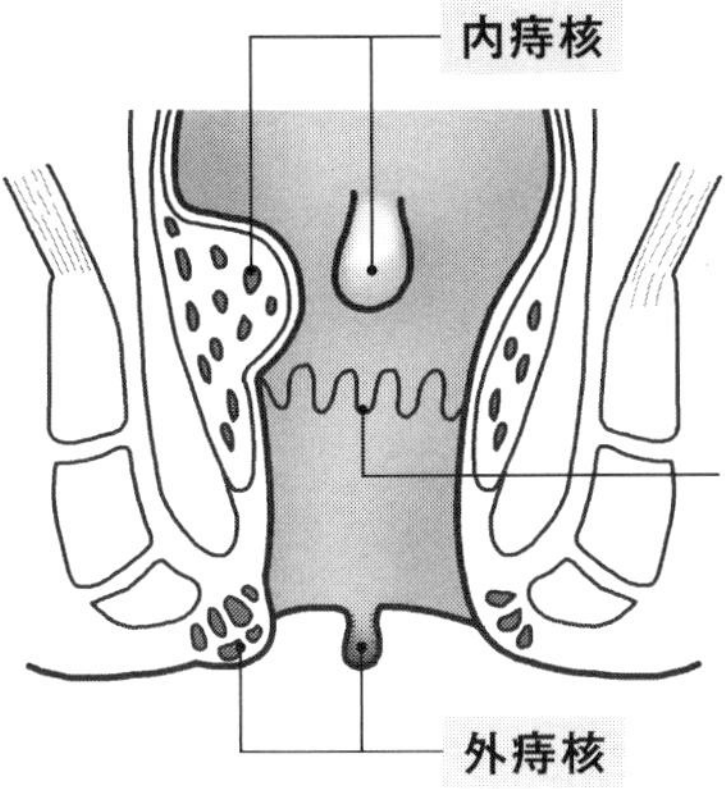


最初のうちは、排便後に自然と元に戻りますが、症状が進むにつれて大きさを増し、指で押しこまないと戻らなくなることも。

何十年も放っておいて、リンゴ大にまで育った内痔核が脱出したままになった、重症のケースもあります。

**内痔核は、脱肛や出血によってはじめて気づくケースがほとんど。というのも、内痔核ができる歯状線の内側は自律神経が支配しているため、痛みを感じないからです。**

クッション組織がたれ下がる原因

の多くは、排便時の強いいきみです。強く腹圧をかけたときにクッション組織が弾力性を保てなくなり、まわりの組織と一緒にたれ下がってしまうのです。

内痔核は、症状の度合いによってステージⅠ～Ⅳまで4段階に分類されます（左ページ参照）。このステージはあくまでも状態を診断するもので、痔核の大きさではありません。

一方、外痔核は、肛門部のクッション組織の血流が悪くなって、歯状線の外側（肛門側）にしこりとなって出てきたものです。**外痔核は、内痔核と違って痛みをともなうケースがほとんど。皮膚と同じ、痛みを感じとる体性神経に支配されている部分にできるからです。**

外痔核の場合、排便に関係なく出血して痛くなったり、重いものを持ち上げたときなど、急に腹圧をかけると痛んだりすることがあります。

## 内痔核の診断は症状にあわせて４段階

**Ⅰ度** 排便時に出血がある。脱出はなし。

**Ⅱ度** 排便時に脱出がある。排便後は自然に戻る。

**Ⅲ度** 排便時に脱出して指で押さないと戻らない。

**Ⅳ度** 常に脱出している。

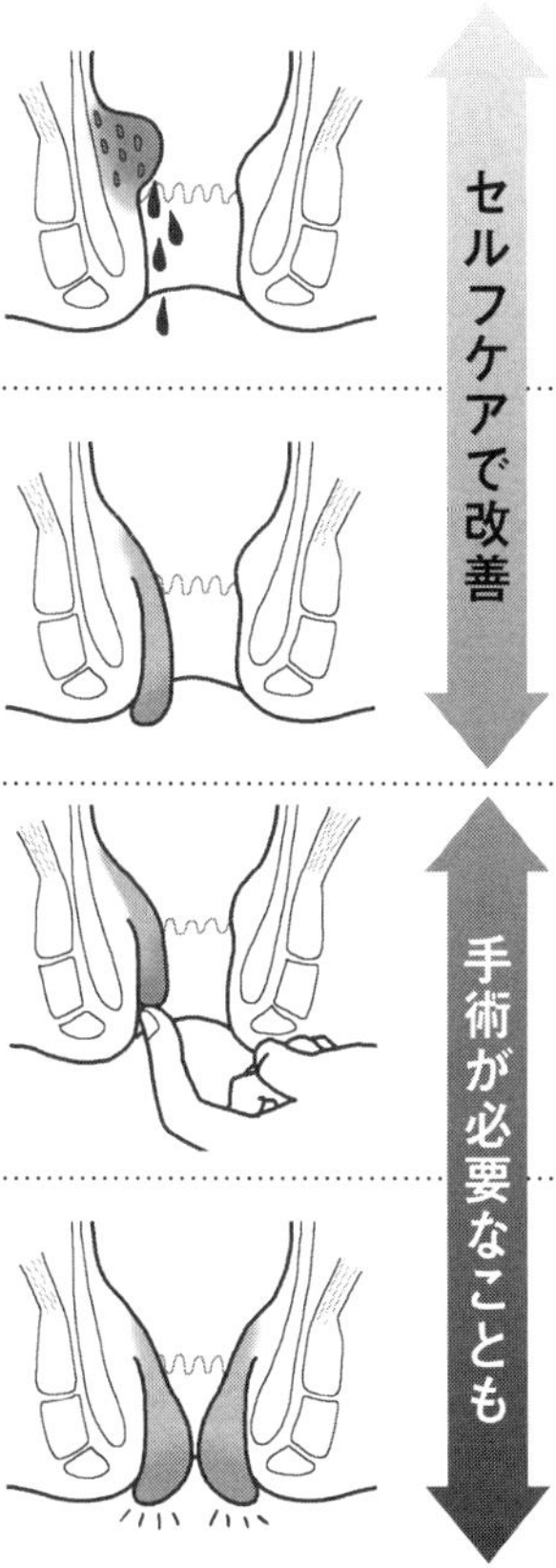

## 痔核の薬・注射・最新レーザー療法について

先に述べたように、内痔核は手術しないで治すのが世界の常識。できるだけ手術せずに、生活習慣の改善と薬で治すのが基本です。

痔の治療に使われる薬は、大きく3つ。

1つは、痛み止めや止血のためにお尻に入れる「座薬」。2つ目は、痛み止めや止血のための「塗り薬」。3つ目が炎症を抑えたり、血液の循環をよくしたりするための「内服薬」です。

注意点は、**ステロイドホルモンが含まれている薬と、含まれていない薬があること**。当院では、ステロイド剤は基本的に使っていません。

というのも、ステロイド剤は長期間使用すると皮膚のびらんや真菌症（カビによる感染症）といった副作用の恐れがあるからです。

やむをえずステロイド剤を使用するときには、中継ぎ投手として3日間だけ、もしくは1週間だけなど、ごく短期でやめるようにしています。

ステージⅢ以上の日常生活に支障があるほど進行してしまった内痔核の場合、手術をすることもあります。

わたしは手術する場合、「括約筋保護結紮《けっさつ》切除半閉鎖法」という手法を採用しています（115ページ参照）。これは、肛門括約筋を傷つけず、内痔核だけを取り除いて粘膜を再建する手法です。

肛門括約筋は肛門を締めて便やガスが漏れないように働いています。肛門括約筋を下手に手術で傷つけてしまうと、便が漏れるなど、生活に大変な支障をきたすことになります。

そのため、手術をする場合は、術後のリスクを最小限にすることが重要です。その点、この手法においては後遺症の心配がありません。

また「ＩＣＧ併用半導体レーザー療法」という最新のレーザー療法もおこ

なっています（左ページ参照）。切開せず、レーザー光線を照射するだけで内痔核を小さくするものです。レーザー療法も肛門括約筋を傷つけず、痛みもほとんどありません。

一方、外痔核の場合、炎症の原因とならなければ手術をすることはありません。痛みが強く、はれが大きいときに切開して血栓をとり除くことはありますが、それも0・5％程度の割合です。

ところで「ＡＬＴＡ療法（ジオン注）」という注射療法を聞いたことがある方は多いと思います。注射を用いた内痔核の治療法ですが、この方法はアルミニウムを、厚生労働省が推奨する1日の安全基準量のなんと１６００倍の量を痔核に注入します。日本国内や中国で広く行われていますが、アメリカやヨーロッパでは許可されていません。

重金属のアルミニウムは、脳へダメージを与えると言われています。患者さんの20年後、30年後の未来を考えて、当院では採用をしていません。

## 内痔核を取り除く
## 「括約筋保護結紮《けっさつ》切除半閉鎖法」

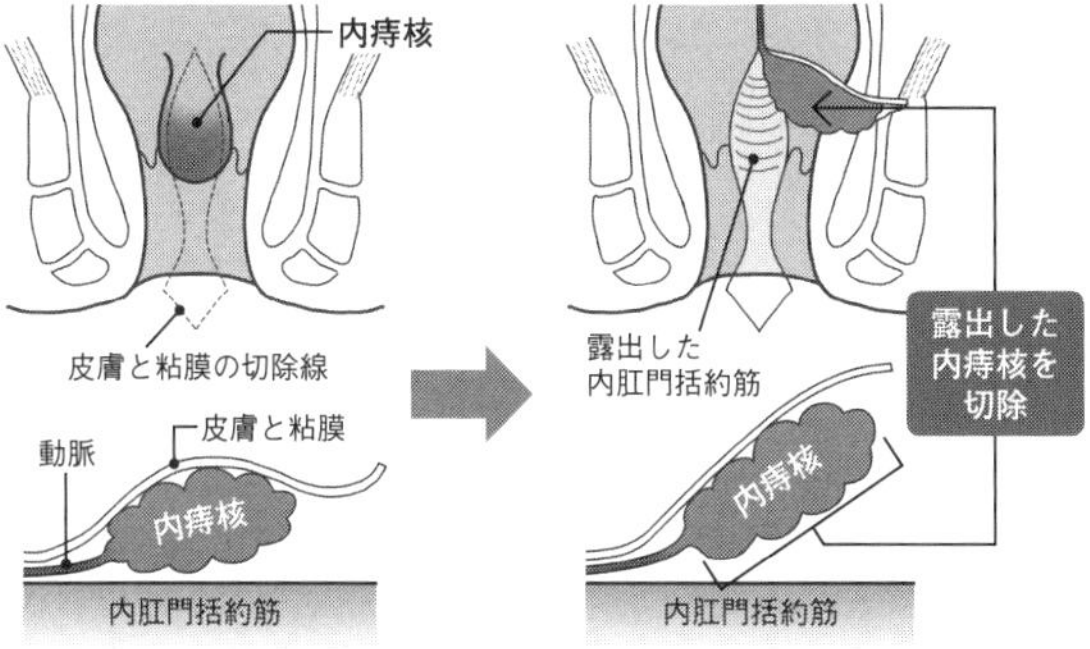


① 切除線のように皮膚と粘膜をできる限り傷つけずに切開する

② 持ち上がった内痔核だけを切除する。括約筋は傷つかない。

## ICG併用半導体レーザー療法

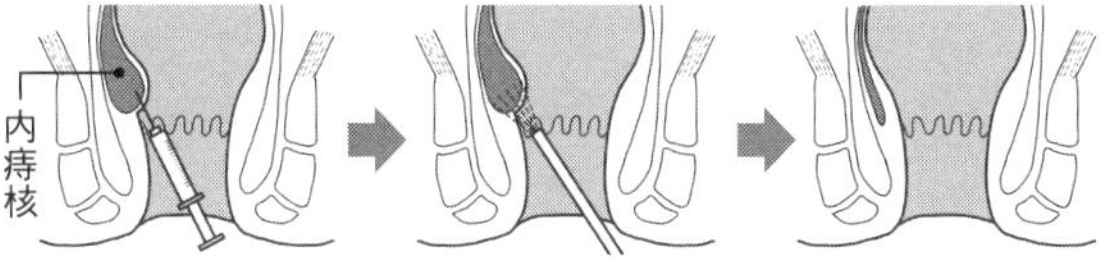


① 内痔核にレーザーを吸収する色素ICGを注入

② 半導体レーザー光線を照射

③ 内痔核のみが焼かれて小さくなる

## タイプ❷「裂肛」

裂肛（切れ痔）は、硬い便が肛門から出るとき、歯状線より外側の肛門上皮が切り裂ける症状。いわばお尻の外傷です。痛みがないことが多い内痔核と違い、裂肛は激しく痛んだり、出血したりします。

裂肛の最大の原因は便秘です。便秘になると、便が硬くなって出にくくなるため、腹圧をかけて無理やり出そうとしてしまいがち。そのため、腹圧と硬い便のダブルパンチで肛門を傷めてしまうのです。

一方、下痢も裂肛の原因になります。勢いのいい水様性の便が繰り返し通ることによって、肛門に炎症と外傷を招くためです。

裂肛が起きる歯状線より下の肛門側は、皮膚と同じ組織のため、肛門深部と比べて弾力性に乏しく、ちょっとした刺激で切れたり炎症を起こします。

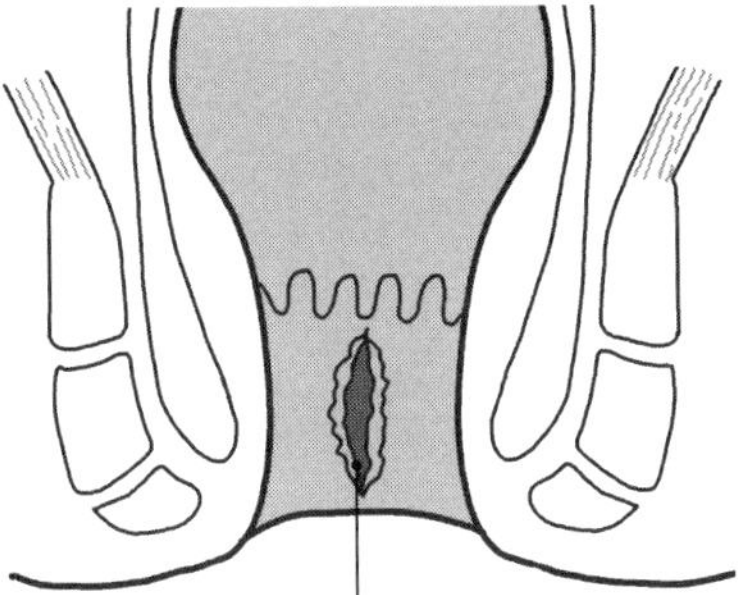

**裂肛** 内括約筋が露出した底部

また、裂肛になることが多いのは、肛門管の背中側。直腸から下りてくる便が肛門の背中側にぶつかるために傷つきやすいこと、肛門の背中側は血流が少ないので炎症を起こしやすいことなどが主な原因です。

内痔核と裂肛を合併している患者さんも少なくありません。内痔核が脱出するとき、肛門上皮が物理的な刺激を受けて傷つくためです。

どちらも便秘が原因になるという共通点もあります。

## 裂肛の繰り返しで肛門が狭くなる「肛門狭窄《こうもんきょうさく》」

手足の切り傷が治るときのことを思い出してみてください。傷口が徐々にふさがって、最後には1本のスジになります。このスジになった皮膚は、よくみると傷口へ向かって引きつれていることがわかります。傷の部分が収縮して、まわりの皮膚や粘膜を引っぱりこむからです。

裂肛後の肛門でも、これと同じことが起こります。切れる、治るを繰り返していると、粘膜の引きつれが重なっていきます。**肛門は筒状になっているため、引きつれを繰り返していると、肛門の円周が狭くなっていってしまうのです。**ひどい場合には、指一本も入らなくなるほど狭くなることも。

これが、「肛門狭窄」です。

## 傷口の“引きつれ”が肛門を狭くする

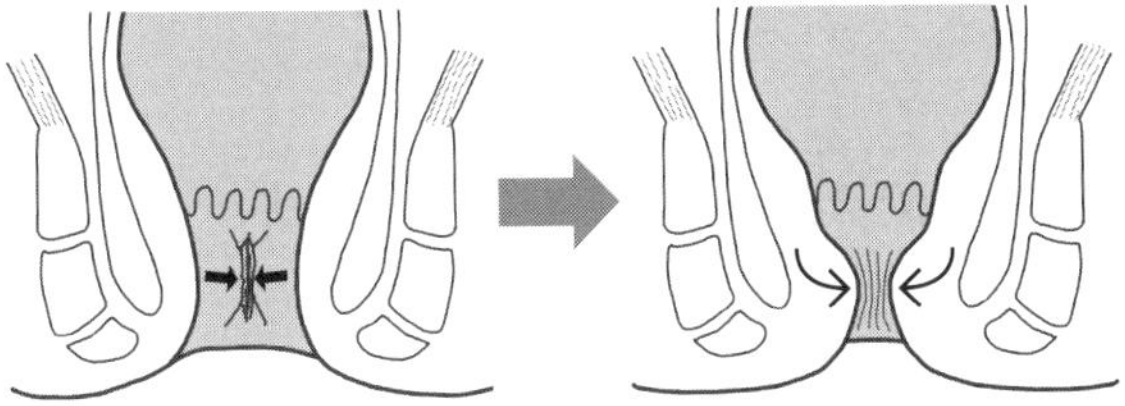

① 裂けた粘膜が治るときにまわりの皮膚を引っぱる

② 裂肛を繰り返すと①が何度も起こり皮膚が引きつれて肛門を狭くする

肛門狭窄の主な原因は裂肛ですが、不慣れな医師による痔の手術によって受けた傷が引きつれを起こして、肛門狭窄になることもあります。とくに、大きな内痔核の手術後に、肛門狭窄になるケースが見られます。

肛門狭窄になると、ただでさえ便秘気味の患者さんがますます便を出しにくくなります。いきんで出すと、鉛筆ほどの細い便がやっと出てくるというケースもあります。

## 手術が必要な裂肛・肛門狭窄

裂肛の場合、基本的に手術の必要はありません。生活習慣の改善と薬でよくなることがほとんどだからです。

裂肛を治すためには、その原因である便秘または下痢の改善が欠かせません。食物繊維が多くとれる食事に変えたり、運動するようにしたり、排便をコントロールしたりして、自己治癒力を引き出していきます。

薬物治療は、炎症を抑えるための消炎薬などを使います。

ただし、長期間放置して慢性化した裂肛の場合は、手術が必要なことも。切れては治るを繰り返しているうちに、傷口が潰瘍化してしまっているケースです。こうなってしまうと、肛門が狭く、硬くなっているために排便に支障があるため、元の柔軟な肛門の状態に戻すために手術をするわけです。

肛門狭窄も保存療法で様子を見るのが大前提ですが、改善が見られない場合には、手術することも。当院の肛門狭窄の手術率は18・5%です。

慢性化した裂肛や肛門狭窄の場合におこなう手術は「スライディング・スキン・グラフト法（SSG法＝皮膚弁移行術）」です。これは、潰瘍化した傷口をメスで切除して、その部分に正常な肛門皮膚をスライドさせておおってしまうという方法です。

SSG法では、傷あとがすぐに皮膚でおおわれてしまいます。内肛門括約筋も傷つけません。このため痛みや後遺症の心配がありません。傷口が治るときに肛門が狭くなってしまうこともありません。入院は7〜10日間です。

ただ、手術前よりは肛門が広がるといっても、手術後も健康な人に比べれば肛門が狭いケースが少なくありません。

そのため、術後に排便障害を起こさないよう、便秘や下痢にならない生活習慣を続けることが大切です。

## タイプ3 「痔ろう」

肛門の歯状線にある、12個くらいの小さな穴を「肛門腺窩」といいます。このポケットから、肛門腺がつながっています。

この肛門腺窩に便が入ってしまうことがありますが、通常は炎症が起きることはありません。局所免疫が働いているからです。

ところが、ひどい下痢になって大量の水様便が勢いよく通過すると、肛門腺窩を通り越して、肛門腺に便が押しこまれてしまいます。

このとき、疲れやストレスなどで免疫力が落ちていると、細菌の感染を防げずに炎症が起きてしまうのです。すると、肛門腺が化膿してしまいます。この腫れて膿んだ状態が「肛門周囲膿瘍《のうよう》」で、痛みが強く、熱感があるのが特徴です。

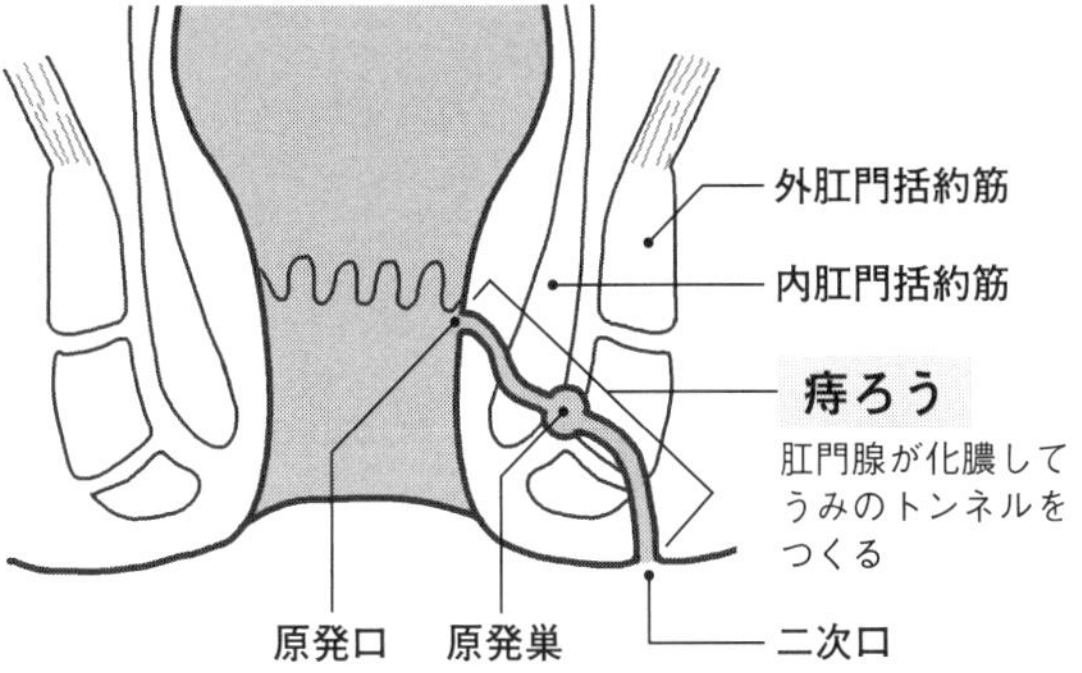


肛門腺にたまったうみは、圧力の小さいほうへとトンネルを掘り進んでいきます。うみが流れ出る出口の多くは皮膚ですが、まれに粘膜の場合もあります。この細菌が進入した肛門腺窩を「原発口」（一次口）、最初に細菌に感染した肛門腺の部分を「原発巣」、うみの出口を「二次口」と呼びます。

肛門腺が細菌感染して、うみがお尻の皮膚に向かってトンネルを形成し、肛門の内外をつないでしまった状態が「痔ろう」です。肛門周囲膿瘍は、いわば痔ろうの前段階と言えるわけです。

## がん化の例もある痔ろうは１００％手術

痔ろうの患者さんに多いのは、青年期から中年期の男性。若くて働き盛りの男性は、忙しさから早くすませたい気持ちや、腹圧が強いために、排便のときに強くいきんで、勢いよく便を出してしまいがち。このため、肛門腺窩に便が入りこみやすいと考えられます。

また、**お酒を飲む男性に痔ろうが多いのも特徴。アルコールのために下痢になりやすいのが原因だと考えられます。**

化膿して腫れている肛門周囲膿瘍の段階で、切開してうみを出せば症状は治まります。ところがうみのトンネルができて、痔ろうに進行してしまうと、うみをとり除くだけでは不十分。原発巣になっている肛門腺と原発口である肛門腺窩を手術でとり除かなければ、再発するからです。

## 肛門の筋肉を傷つけない手術法

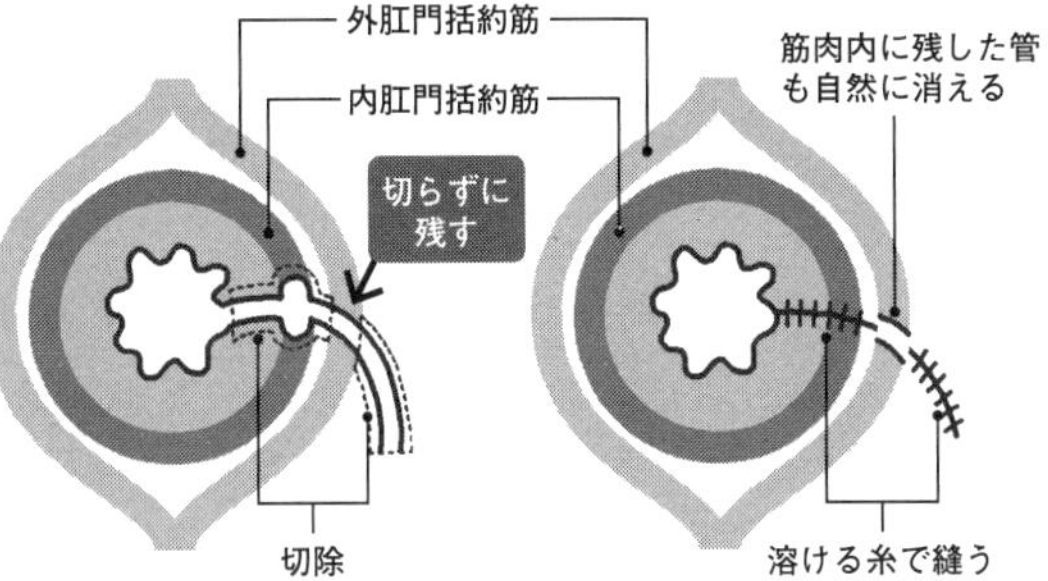


このため痔ろうは100％手術です。**長年にわたって痔ろうを放っておくと、トンネルが何本も枝分かれして、まれにがん化することがあります。**これを防ぐためにも、手術が必要です。

痔ろうの手術は、括約筋をいかに傷つけないかが肝心。将来、肛門の締まりが悪くなる可能性があるからです。

わたしが採用している「肛門括約筋温存手術」は、肛門括約筋をできるだけ切らずに原発口と原発巣、二次口を切除するもの。今のところ、後遺症のリスクが最も低い痔ろうの手術法です。

## 痔だと思ったらがんだった⁉　痔に隠された重大な疾患

お尻から出血したり、痛みがあったりしたとき、「痔かな？」と思う人が大半でしょう。「そのうち治るだろう」「死にやしない」「悪化したら医者に行こう」。そんなふうに、放置してしまう人があとを絶ちません。

しかし「**痔だと思って診察を受けたら、大腸がんだった**」**というケースも。**

ここでは、痔に間違われやすい病気について解説していきましょう。

### ◉大腸がん

**大腸がんは、肛門からの出血や血便など、症状が痔とよく似ていることから放置され、発見が遅れてしまうケースが多いといえます。**

平田肛門科医院に痔で診察に来た患者さん５００人を精密検査したところ、

22人から大腸がんが見つかりました。割合は４・４％。一般の集団検診で見つかる０・15％と比べると、約30倍もの多さです。

とくに注意が必要なのは、痔を治療したことがある人。肛門から出血があっても、「また痔だろう」と高をくってしまいがち。出血や血便があったら、必ず医師に相談してください。

あるとき、お尻のかゆみに悩む50代男性が受診されました。診察したところ、肛門の中がただれていたため、炎症を抑える治療をしましたが、かゆみがとれません。そこで、大腸内視鏡検査をおこなったところ、直腸にがんが見つかったのです。これは、分泌液を産生するめずらしいがんでした。

たとえ異常がなくても、40歳を超えたら２年に１回は大腸内視鏡検査を受けることをおすすめします。２年に１回検査を受ければ、見逃しがないと国際的に認められているからです。

検便によるがん検診もありますが、実は、この検診方法は欧米ではおこなわれていません。というのも、大腸がんの46％を見逃すからです。このため、検査を受けるならば大腸内視鏡検査を選ぶことをおすすめします。

### ◉直腸脱

直腸脱とは、その名の通り直腸が脱出してしまう症状。若年・壮年男性に多い病気です。これは、排便時に強くいきむことが関係していると考えられます。高齢になると、女性にも多く見られます。妊娠・出産のダメージに老化が加わることが影響していると考えられます。

### ◉直腸粘膜脱

直腸の粘膜だけが肛門側にズレてしまう症状です。体質や老化が原因で起こるため、病気とはいえません。

### ◉直腸肛門痛

「立っていると痛くて、横になると痛くない」「朝は痛くないけど、夕方痛くなる」という症状が典型的。直腸粘膜脱で粘膜が落ちて、痛みを感じるケースが多く見られます。炎症を抑え、排便をコントロールすると改善します。

### ◉肛門管がん

肛門にできるがんで、あまり多くはありません。大半は、痔ろうを長いあいだ治療せずに放っておいたことが原因です。

### ◉クローン病

口から肛門までの消化管に潰瘍ができたり、線維化した肉腫ができたりする病気です。原因は不明ですが、食生活の欧米化によって患者が増えたと考えられています。

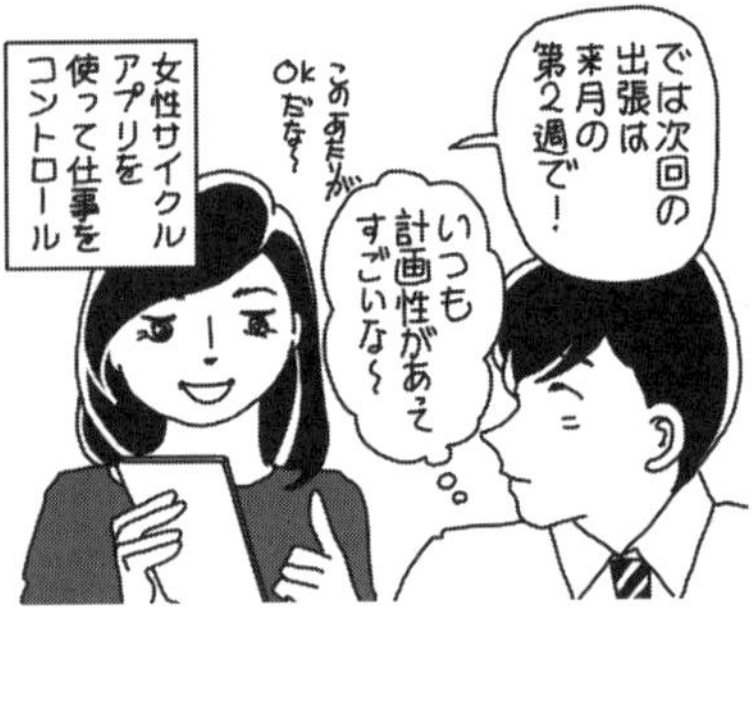

では次回の出張は来月の第2週で！
いつも計画性があってすごいな〜
このあたりがOKだな〜
女性サイクルアプリを使って仕事をコントロール

第4章

# 痔を自分で治す方法

## 体の細胞が入れ替わる3カ月間、生活改善にトライ

わたしはこれまで約38万人の痔の患者さんを見てきて、痛感していることがあります。

それは人間が持つ「自己治癒力」の大きさです。

半年前の自分。1年前の自分。同じ自分が変わらず存在しつづけていると思いがちですが、実はわたしたちの体をつくっている細胞は、3カ月でまったく新しく入れ替わっています。それでも同じ体が存在しているのは、遺伝子という設計図が同じだからです。

だから、わたしは患者さんたちに「3カ月間頑張ってみましょう」とお話ししています。

「自分の力で体を治すぞ！」

「健康になりたい！」

そうした思いを持って3カ月を過ごすと、自己治癒力が働いて、最高に元気な細胞で体が生まれ変わり、痔だけでなく、体全体の調子がよくなります。

ではなにをやればいいのか？　ハードなトレーニングや極端な食事をする必要はありません。自己治癒力を高めるために、生活を少し変えてみるだけ。

本章では、簡単にできる生活改善のノウハウを具体的にご紹介します。

生活改善といっても、三日坊主で終わってしまっては意味がありません。いきなりあれもこれもやろうとしたら、長つづきしないでしょう。まずはできることから始めてみてください。

手術や薬は、患部だけよくなりますが、生活改善は痔だけでなく、全身がよくなります。当然、副作用も再発もありません。

まずは3カ月、だまされたと思って続けてみてください。

## ストレス対策をする

### ❶ストレスが半分になるメンタルスイッチ法

心と免疫力の関係性を研究する「精神神経免疫学」によって、ストレスが人間の免疫機能を大幅に低下させることが、近年明らかになってきました。

たとえば、医学部の学生は試験の2週間前に、リンパ球の一種である「ナチュラルキラー細胞」の活性と、免疫に関係している「ＩＬ‐２」という物質が低下することがわかりました。また、炎症を引き起こす「アドレナリン」というホルモンの分泌を、ストレスが促進することも確認されました。

免疫力の低下と炎症を引き起こすストレスは、痔の大敵です。

「嫌な上司」や「キツイ仕事」に悩まされている人もいるでしょう。だからといって、会社を辞めるわけにもいきません。冒頭のマンガにもありましたが、こうした「嫌な上司」「キツイ仕事」自体はストレスではなく、ストレッサーという単なる刺激です。その刺激をストレスにするのは自分自身です。10のストレッサーを5に感じる人もいれば、20にも30にも感じてしまう人もいます。それでも、自分ではストレッサーは変えられません。ストレスを感じる自分自身の受け止め方を変えるしかないのです。

わたしはよく、人間関係に悩む患者さんには「神様からの宿題だと思って、心の中で手を合わせてみては」とお伝えしています。「試練をありがとうございます。勉強になります」「わたしはあなたみたいな嫌な人間にはならないようにします」といった具合です。これは意外と好評で「ずいぶん気持ちが楽になりました」という患者さんがたくさんいらっしゃいます。

また、次から紹介する生活改善で体を整えることも、ストレッサーを低減する一助となります。心と体は1つ。体を整えることは、心を整えることにも通じます。

## ❷スケジュールを引き算する勇気を持つ

「あれもやらなければ」「これもやらなくちゃ」。そんなふうに、毎日スケジュールに追われていませんか？

痔の患者さんは、仕事でも、家事でも、やらなければならないことが山積している人が多く、体も心も疲労しています。これでは炎症も起こります。

一度立ち止まって、それらが本当にやらなくてはいけないものか考えてみてください。意外とやらないでもすむものが混ざっているものです。

スケジュールを立てるとき、新しいことを加えていくのが一般的ですが、**ちょっとストレスを感じていたり、疲れているときは、思いきってスケジュールを引き算してみてください。**

わたしの場合、朝目覚めたときに自分の体や心の状態をじっくりリサーチします。「疲れがとれていないな」「風邪をひきそうな予感がする」と感じたら、夜の予定はキャンセルします。スケジュールを引き算するのです。

なぜなら、平田肛門科医院には遠方からわざわざ来院される患者さんがいるので、絶対に診療を休むわけにはいかないからです。こうしてわたしは33年間、1日も診察を休んでいません。

毎日残業が続いても、ストレスはたまる一方です。でも、その残業、ほんとうに今の方法や自分自身でやらなければならないものですか？　効率を見直してみる、人に任せられることは任せるなどで、予定や活動量を引き算しても、仕事の成果は変わらないということはよくあります。体調を整え、冴えた頭脳でこなすことで、かえって仕事の質がよくなることもあるでしょう。

仕事だけでなく、週末にゴルフに行くときにはいつもより1時間早めに寝る、前日に飲酒を控えるなど、プライベートでもスケジュールを引き算することで、心も体もリラックスした状態で芯からプレーを楽しめます。

新しい予定を加えるのではなく、引いてみる。そんな工夫をとり入れてみてください。

## ❸体のメッセージに敏感になる

体はウソをつきません。

ストレスがたまっていたり、疲れていたりすると、なんらかのＳＯＳを発します。

たとえば食欲。普段よりも食欲がなければ、疲れがたまっていたり、ストレスを感じていたりする可能性大。どこか調子が悪い部分があるのかもしれません。

食欲はあっても、食事をおいしく感じないということもあるでしょう。いつもと同じ店でランチを食べていても、味が違うと感じることがあるはずです。同じ味でも、体調によって感じ方が異なることがあります。

同じように、肛門の痛みや出血も、体調変化のバロメーター。

「お尻から血が出た」といったことの裏側に、重大な病気が隠されていることもあります。

**体のちょっとした不調を感じても「そのうち治るさ」「医者に行くのは面倒臭い」と放っておく――これは、痔の患者さんに多い傾向です。体の声を無視して、無理を重ねてしまうのです。**

喉が渇いたら水を飲むように、体からのメッセージを受け止めて、その希望をかなえてあげてください。

●疲れた　➡　1時間早く寝る

●胃腸の調子が悪い　➡　消化によいものを少なめに食べる

●今日は便通がない　➡　寒天や納豆など食物繊維を意識してとる

●手足が冷える　➡　ぬるめのお風呂で20分以上温まる

そして、出血と痛みがあるときには、その体からのSOSの声に応えて専門医に診てもらいましょう。ほかの重大な病気がないかなど診察・診断を受け、自分の体の状態を正確に知ることは重要です。

体の声に合わせて即対応していれば、痔の手術をすることにはなりません。

## 便秘対策をする

### ❶食物繊維を1日20gとる

便秘の解消には、食物繊維をとることが王道。日本人の食物繊維の1日の摂取量は、およそ20g以上が目安です。

かつて食物繊維は、人間の消化酵素では消化されず、栄養もなく、なんの役にも立たないと考えられていました。

ところが近年の研究によって、食物繊維はコレステロールの吸収を抑えたり、大腸がんをできにくくしたりするなど、生活習慣病を防ぐ働きがあることがわかってきました。

消化のよいものは便になる量が少なく、大腸の粘膜への刺激も小さくなります。これに対して、食物繊維は腸の粘膜を刺激するとともに、便の材料にもなります。つまり、**体に害のない天然の下剤となるわけです。**

食物繊維は、大きく分けて2種類。ひとつは水に溶ける「水溶性食物繊維」で、便を軟らかくする働きがあります。もうひとつは水に溶けない「不溶性食物繊維」で、腸管を刺激する働きがあります。

水溶性も不溶性も、どちらも便秘解消に効果的で、水溶性と不溶性を半々くらいの割合でとるのが理想です。

それではどんな食品に食物繊維が多く含まれているのでしょうか？

まず野菜をイメージする人が多いかもしれませんが、意外と食物繊維は少なめ。20gの食物繊維をとろうとすると、トマトなら10〜20個、キュウリなら20本以上必要です。これは現実的に食べられる量ではありません。

水溶性食物繊維は、果物やこんにゃく、海藻類などに多く含まれています。

不溶性食物繊維が豊富なのは、穀類や野菜、豆類、いも類など。

手軽に食物繊維がとれる朝食は、小麦ふすまのシリアルです。

サラダにするなら、野菜サラダより海草サラダがおすすめです。デザートには寒天ゼリーを食べれば、さらに食物繊維がプラスされます。あるいは、主食にうまく食物繊維を混ぜこませてもいいでしょう。たとえば朝食のパンをぶどうパンにする、お米を五分づきにする、お米に押し麦や寒天を混ぜるといった具合。

左ページの食物繊維豊富な食材の一覧を参考に、おいしくて効率的に食物繊維がとれる方法を工夫してみてください。

当院では、患者さんに食物繊維日記を書いてもらっています。これは、食物繊維を何gとったか計算して、毎日書いていくもの。食物繊維をどれくらい食べているかを意識することが、積極的な摂取につながるからです。

注意したいのは、精製した食物繊維や食物繊維の摂取を目的にした健康食品を錠剤でとる場合です。こうしたものを活用するときは、とりすぎにならないように注意が必要です。

# 食物繊維が豊富な食材

海藻がダントツで優秀！　大豆は納豆、きな粉などバリエーションがあるので飽きずにとれる。野菜はいろんな種類からコツコツとりたい。押し麦とプルーンは、不溶性と水溶性の両方をバランスよく含む優等生！

| 食品名（1食あたりの量） | 食物繊維総量 | 水溶性食物繊維量 | 不溶性食物繊維量 |
|---|---|---|---|
| 粉寒天（3g） | 2.4g | — | — |
| ひじき／乾（10g） | 5.2g | — | — |
| 刻み昆布（10g） | 3.9g | — | — |
| カットわかめ（10g） | 3.6g | — | — |
| きくらげ／乾（10g） | 5.7g | 0 | 5.7g |
| 切干大根／乾（10g） | 2.1g | 0.5g | 1.6g |
| 大豆／ゆで（40g） | 2.6g | 0.4g | 2.3g |
| きな粉（20g） | 3.6g | 0.5g | 3.1g |
| 納豆（50g） | 3.4g | 1.2g | 2.2g |
| ごぼう／ゆで（40g） | 2.4g | 1.1g | 1.4g |
| さつまいも／蒸し（40g） | 1.5g | 0.4g | 1.1g |
| とうもろこし／ゆで（100g） | 3.1g | 0.3g | 2.8g |
| 押し麦（40g） | 3.8g | 2.4g | 1.4g |
| そば／ゆで（100g） | 2.0g | 0.5g | 1.5g |
| プルーン／乾（50g） | 3.6g | 1.7g | 1.9g |

「7訂 食品標準成分表」をもとに作成　　— ＝水溶性と不溶性の分別困難なもの

## ❷水分を十分とる

1日に腸に流れこむ水分の量は約12リットルと、かなりの多さです。このうち唾液や胃液、胆汁、膵液《すいえき》、腸液といった消化液だけで約10リットルをしめています。一方、口から入ってくる水分はせいぜい2リットルにすぎません。いかに消化液の量が多いかがわかります。ということは、便の水分は大半が消化液ということです。

理想的な便の硬さは、チューブ入りねり歯みがきくらいですが、水をたくさん飲めば、硬い便は軟らかくなるでしょうか?

残念ながら、それほど単純な話ではありません。飲んだ水がそのまま便を軟らかくするわけではなく、口から摂取した水は、すみやかに腸から吸収されてしまいます。

飲み物から水分をとる場合は、1日2リットルを目安に、過不足ない量がベスト。飲みすぎると、胃酸の分泌を低下させて、食欲不振を招き、かえって排便が不規則になってしまうことがあります。

便秘症の人の中には、便を軟らかくしようと飲み物をとりすぎるケースがありますが、便秘解消の効果は期待できないわけです。

それでは水分は必要ないのでしょうか。そんなことはありません。腸に吸収されにくい水分をとればいいのです。

それが水溶性食物繊維に含まれる水分です。水溶性の食物繊維を多く含む食品を食べると、便はてきめんに軟らかくなります。

おすすめは白米。炊いた白米には水分が多く含まれているからです。1日3食白米を食べるだけで、便が出やすくなります。これも、主食をうまく使った便秘解消法のひとつです。果物や繊維のやわらかい野菜（トマトやかぼちゃなど）にも豊富なので食事にプラスするとよいでしょう。

飲み物を適量にとると同時に、これらの水溶性の食物繊維を多く含んだ食品もとるように意識してくださいね。

## 3 腸内細菌を育てる

人間の体は、約60兆個の細胞でできています。

それでは腸内にはどれくらいの細菌がいるでしょうか?

答えは100兆個。

人間の体は、細胞よりも腸内細菌の数のほうが多いのです。

人間は、腸内細菌とともに生きているともいえます。同じ体に住む隣人は大切にしなければいけませんね。

腸内細菌には、大きく分けて善玉菌と悪玉菌がいます。

善玉菌は腸の働きを整えたり、免疫力を高めたり、食べ物の消化吸収を促進したり、ビタミンを合成したりしています。代表例がビフィズス菌です。

一方の悪玉菌は、アンモニアなどの有害物質をつくったり、免疫力を弱めたり、発がん物質をつくったりします。代表例はウェルシュ菌です。

1950年代から抗生剤で菌を殺すという治療が盛んになりました。これがアンチバイオティクスの考えです。しかし今は腸内細菌を味方につけるプロバイオティクスの考えに変わりました。

ちなみに赤ちゃんの腸内細菌はビフィズス菌が約91%。大人の健康づくりでも、このビフィズス菌をいかに増やすかが肝となるわけです。

おすすめは、発酵食品。味噌やしょう油、納豆、漬物といった普通の和食が腸にいいわけです。たとえば、普段使いの塩を塩麹に変えるだけで、腸にやさしい食事ができます。もちろん、ヨーグルトも腸にいい定番の食品ですね。

ごぼうやたまねぎに含まれているオリゴ糖も、ビフィズス菌のえさになるので積極的にとりましょう。

生きたビフィズス菌を直接とる方法としては「ラックビー」というビフィズス菌製剤があります。これは医師の処方が必要です。便秘や下痢で病院へかかったときに、処方してもらうといいでしょう。

## 4 下剤に頼らない

便秘には、大きく分けて2種類あります。

ひとつは単純性便秘（一過性便秘）。「旅行中は便が出なくなったけれど、家に帰ったら出た」という経験がありませんか？　これが単純性便秘です。生活のリズムの変化によって、一時的に便が出なくなる症状です。ほとんどの場合、元の生活に戻ればもとどおり便が出るので心配いりません。

もうひとつが常習性便秘（習慣性便秘）。日本内科学会の便秘の定義によると、3日以上排便がないか、毎日排便してもまだ便が残っているような感覚（残便感）がある場合です。常習性便秘は根本的な治療が必要です。

便秘症の人には、病院に行かず、適当に買ってきた下剤を飲んでいるケースが多くみられます。とりあえず便を出したいという気持ちはわかりますが、下剤を飲みつづけるのは危険。下剤を飲まなければ便が出ないという「下剤依存症」に陥ることがあるからです。

また、S状結腸がけいれんして、通過障害を起こすために生じる「けいれん性便秘」のときに下剤を服用すると、さらに腸が刺激を受けてけいれんし、腹痛や下痢になることがあります。医師の診断を受けずに安易に下剤を飲むと、症状が悪化してしまう恐れがあるのです。

欧米では、下剤を使うときは「いつまで」と、使用期限を決めるのが当たり前。副作用の危険がある下剤を長期にわたって使うことはありません。

下剤は、やめるのを前提にした薬なのです。

わたし自身、治療には基本的に下剤を処方しません。

**下剤は他力本願。自らの力で便を出すわけではないからです。他力本願では、便秘どころかどんな病気もよくなりません。**

下剤に頼らず、食生活の見直しや運動などによって、自分で便を出す力を高めるようにしましょう。

## 5 最大の便意チャンスを逃さない

食物が消化されて大腸に送られてくると、水分を吸収されながら移動して便としてS状結腸にたまります。この便がS状結腸から直腸に送られてくると、便意を感じるのです。

この便意には、次の3つの反射神経が深くかかわっています。

### ①胃・結腸反射

からっぽの胃に食べ物が入ってふくらむと、その刺激が自律神経を通して大腸に伝わり、大腸がぜん動運動を始めます。それが刺激となって便意を感じるのです。この反射は食事のたびに起こりますが、胃がからっぽの時間が長いほど、活発になります。ということは、最大のチャンスは朝です。

朝、起き抜けに水や牛乳を飲むのがおすすめ。そうすると、胃が急にふくらんで強烈な胃・結腸反射が起こり、強い便意を感じるのです。

### ②起立反射（姿勢・結腸反射）

横になっていた人間が立ち上がると、それが刺激になって大腸のぜん動運動が起こって便意が生じます。横になっている姿勢から立ち上がるタイミングも、これまた1日の中で朝です。朝はやはり排便のビッグチャンスです。

### ③ 視覚反射

おいしそうな食べ物を見ると、思わず口の中で唾液が出ます。それとほとんど同時に大腸もぜん動運動を始めます。

朝食後にトイレに行くことが習慣になっている人が多いのは、この3つの神経反射がかかわっているから。この3つの神経反射が強く起きるときが、排便のチャンス。つまり、**朝がベストタイミングということです**。

胃・結腸反射をうながすために、朝、起きたときに冷たい水やお茶を1～2杯ゆっくりと飲みましょう。そのとき、水が口から食道、胃、腸へと流れるのをイメージしながら、おなかを右回りにさすります。

便意を感じたら、チャンスを逃さずにトイレに行くようにしましょう。

## 平田式便意スイッチ法

朝にやろう!!

### 1 ゆとりをもって起床

### 2 手や足を回したりブラブラさせる

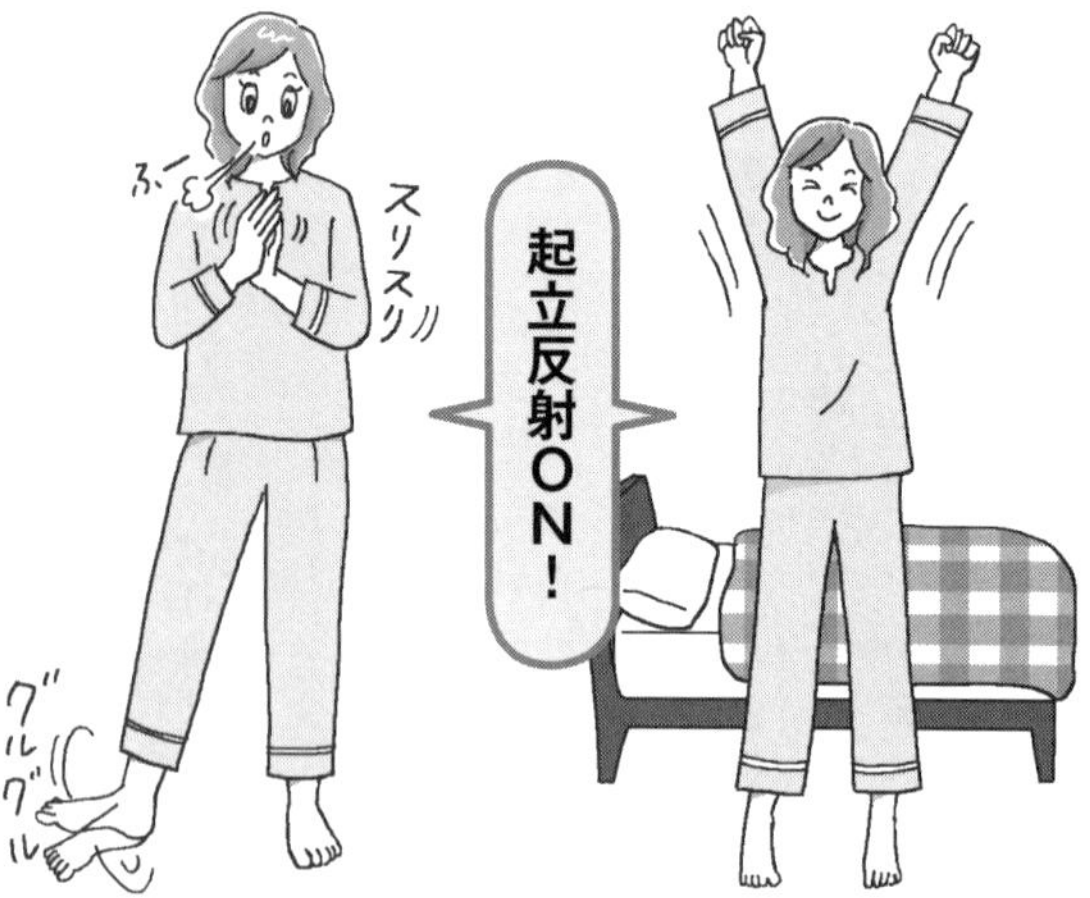


**1** トイレタイムを確保するために、5～10分の余裕をもって起床。

**2** 深呼吸をしながら手足をブラブラさせたり、手首や足首を回したり、手をこすりあわせる。体や脳に起床したことを知らせることで、腸のぜん動運動を促す起立反射のスイッチを入れよう。

## 3

### 水を飲みながら おなかを右回りに さする

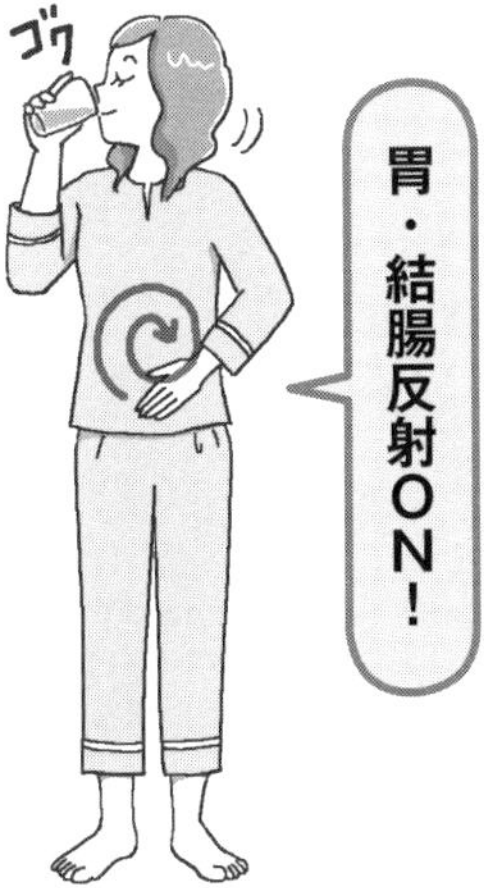


冷たい水かお茶をコップに1～2杯、ゆっくりと飲む。口からのど、食道を通って胃、腸へと流れ込んでいくのを意識して、胃・結腸反射をスイッチオン。腸をやさしく起こすように、おなかを右回りにさする。

## 4

### 深呼吸＆ 快便イメージ

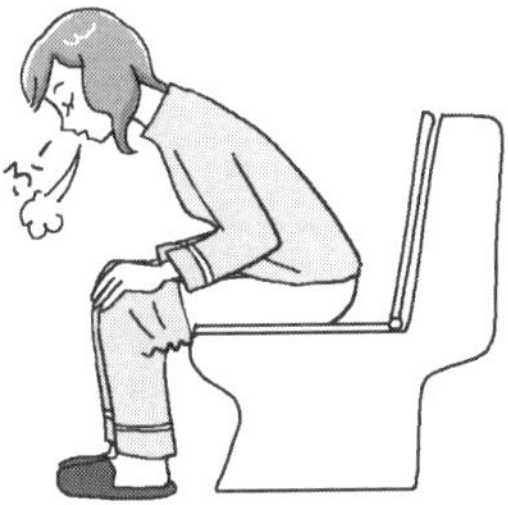


軽い便意を感じたら便座に腰かけて、まずは深呼吸。便がすべり降りてきやすい前傾姿勢をとり、リラックス。便意が強くなったら軽くいきんで自然な排泄を促す。便意がなくなっても焦っていきまないこと。

## 6スルッと出る「ロダンのポーズ」

便が出やすくなる、便器のすわり方があります。

**洋式トイレにすわったとき、上体を直立させずに前かがみになること。これが便を出しやすいすわり方です。**そのとき、肘をふとももに乗せて、かかとを軽く上げましょう。イメージは、ロダンの「考える人」の姿勢です。

人間は直立しているとき、直腸と肛門が「く」の字型に曲がっています。そのため、直立のままだと便がつっかえやすくなります。重力によって不用意に便がもれにくくなっているのです。このとき、前かがみになると折れ曲がった部分が伸ばされて、直腸と肛門がまっすぐになるため、便がスムーズに移動しやすくなるのです。

それでも出にくければ、足元に踏み台を置いて、軽い体育ずわりのような姿勢をとりましょう。

ただし、長時間のトイレ滞在はNGです。トイレタイムは3分以内が基本。

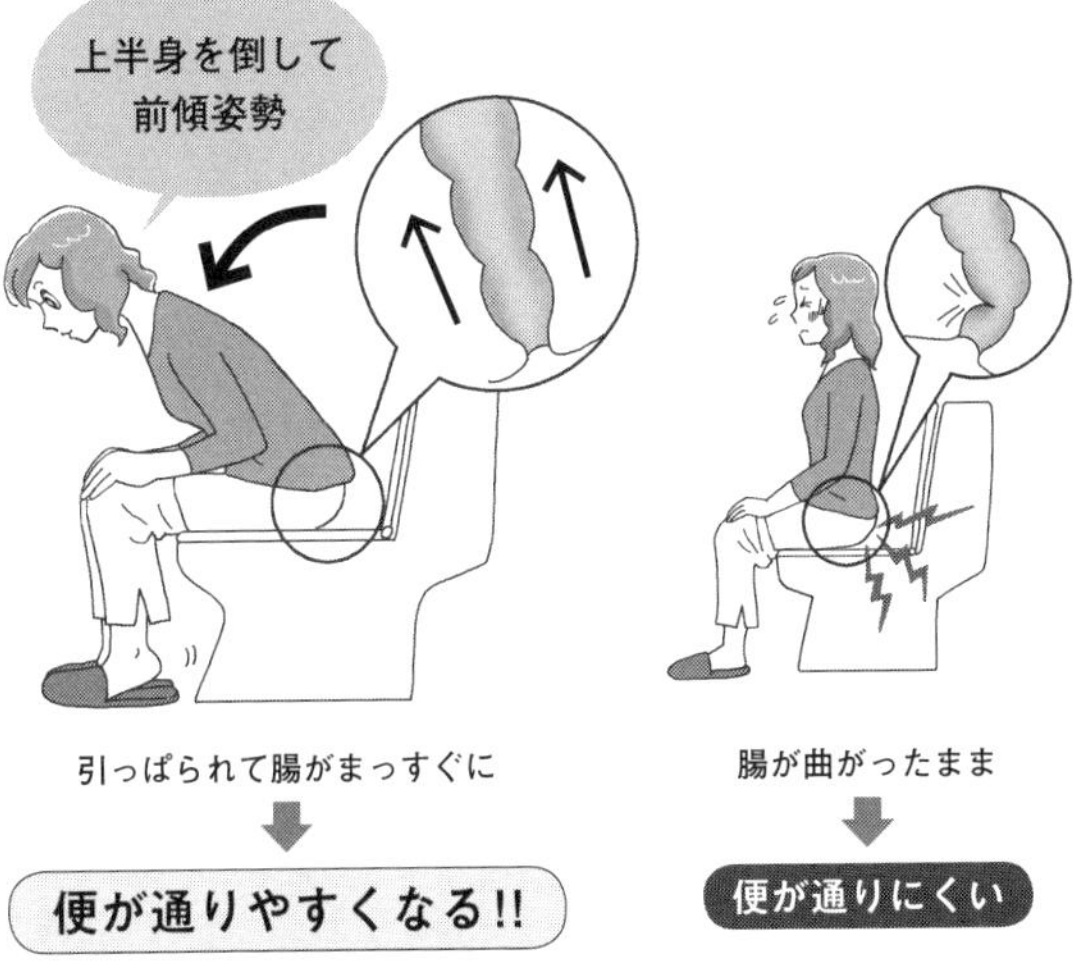

上半身を倒して
前傾姿勢
引っぱられて腸がまっすぐに
便が通りやすくなる!!
腸が曲がったまま
便が通りにくい

トイレで本を読んだり、スマホを見たり……は、もってのほかです。排便に集中できなくなるために便意が遠のくうえ、長くいきむことで肛門に負担がかかってしまいます。

一方、和式トイレは自然と前かがみになるので、洋式トイレよりも便が出やすいといえます。

ちなみにアメリカでは、洋式トイレで和式のような姿勢をとれる専用足台が発売されて、大ヒットしました。

## 7 便意を我慢しない

日本人にもっとも多い便秘は「直腸性便秘」だと言われています。

この便秘の主な原因が便意を我慢すること。**便意を感じても我慢していると、便秘になってしまうのです。**

大腸のS状結腸にためられた便が直腸に押し出され、その刺激で直腸がふくらんだことを感じると、その情報が脊髄を通して内肛門括約筋に伝わります。それによって、普段は肛門を締めている内肛門括約筋がゆるみます。これを中枢神経が「便意だ」と感じるのです。

ところが内肛門括約筋がゆるんだだけでは便は出ません。内肛門括約筋は不随意筋なので自動的に開きますが、そうではない筋肉があるからです。

それが外肛門括約筋です。外肛門括約筋は、自分の意思で開いたり閉じたりできる随意筋。便意を感じたとき、外肛門括約筋はグッとお尻をしめて、便がたれ流しにならないようにこらえます。

便意を我慢していると、脊髄を通して脳に「早く便を出すように」と指令が届きます。これを無視しつづけると、この情報が脊髄で遮断されてしまうようになるのです。その結果、便意が消えてしまいます。

すると、直腸に便がたまっているのに便意を感じない「直腸性便秘」になってしまうわけです。

便意を我慢するといえば、朝の通勤電車の中。我慢しているうちに、便意が収まった経験があるでしょう。これは要注意。出勤までの時間に余裕があれば、途中駅で降りてでもトイレに行くべきです。

しかし、もっとベストなのは、当然ながら朝一番の便意に答えること。

家を出る前に、便意はありませんでしたか？

便意を我慢して家をあとにしませんでしたか？

便意があったらすぐにトイレに直行すること。そのためには朝、トイレにいく余裕をもつこと。これが便秘にならない秘訣です。

## 8 トイレにスマホや本を持ちこまない

便意を感じたら我慢せずにトイレに入り、ロダンのポーズでいきまずにスルッと出す。

これが痔にならない理想的なスタイルです。

ところが、トイレにスマホや本を持ちこむ人がなんと多いことでしょうか。ひと昔前の定番は本や新聞。かつては、朝、新聞を持ってトイレに入るお父さんがたくさんいました。

しかし今はスマホの時代。トイレタイムにスマホでニュースをチェックしたり、ゲームしたりといった人は多いことでしょう。

これが、痔によくないのです。

トイレにスマホを持ち込むと、便が出ようが出まいが長時間いきむことに。すると、腹圧だけでなく血圧も上がります。血圧が普段より40～50mmHgは高くなるため、最大血圧が200mmHgを超えることも。これは、脳の血管が破れてもおかしくないくらいの高い圧。このような高い腹圧や血圧は、肛門の血管に大きな負担をかけてしまいます。

それに、トイレでスマホをいじっていると、排便に集中できません。出したあともしばらくふかずにスマホに夢中になってしまうこともあるでしょう。刺激物である便を長い時間付着させては、炎症を起こしてしまいます。便が出たら、すぐにふいて、トイレを出るというのがお尻にやさしい方法です。

快便のために大切なのは、体からのメッセージである便意に集中すること。ところがスマホや本をトイレに持ちこむと、便意をとらえる感覚に集中できなくなるため、便意が遠のいてしまうのです。

トイレでスマホをいじったり、本を読んだりするのは、お尻によくないことばかり。

トイレは何も持たずに入って、3分以内に出る。

これを心がけてください。

## 9 便が出たときの成功体験をイメージ

スポーツでは、イメージトレーニングというのがおこなわれます。理想とする動きを頭の中で描くトレーニングを繰り返して、実際のプレーに反映させる手法です。

たとえば野球ならホームランを打ったときのイメージ、アーチェリーなら的の中心を射抜いたときのイメージというものを大切にしているそうです。

同じように、排便も成功体験をイメージするとうまくいきます。

朝、とてもいい便が出て心も体も爽快になることがあるでしょう。そのときの、起きてからトイレまでの成功のプロセスを覚えておくのです。

そのために、152ページで紹介した「平田式便意スイッチ法」をぜひ活用してください。

起きてから、手足ブラブラで起立反射、お腹をなでながらコップの2杯の水を飲んで胃・結腸反射のスイッチを入れたら、トイレでロダンのポーズ。

これに加えて、次のイメージ法を組み合わせます。

①ゆったり便器に腰かける

②目を軽く閉じてゆっくり呼吸

③便が直腸を降りてくるのを感じとる

④便意が高まることをイメージする

もし便意がうまくこなくてもあせらず、のんびりした呼吸を続けましょう。3分以上待ってこなかったら、切り上げてかまいません。

強い便意がきたときには、いきなり強くいきまずに、肛門を開くようにしてかるくいきむと肛門に負担がかからずに排便できます。

これをルーティン化してしまうのです。

快便の感覚を体で覚えると、次にルーティンを行ったときに、体は自然と快便スイッチが入るようになります。

焦らず、気持ちよくリラックスすることがコツです。

## 下痢対策をする

### 1 一番はストレスの軽減

ストレスを感じると、女性は便秘になる人が多く、男性は下痢になる人が多いと、前述しました。ストレスは、下痢を起こす大きな要因のひとつです。134ページで触れたように、ストレスをコントロールすることは炎症を抑えるだけでなく、下痢対策にも効果的です。

また、自律神経が乱れると下痢になることがあるため、自律神経に悪影響となる寝不足も要注意です。

さらに、お酒やたばこのニコチンも下痢を誘発します。お酒を飲みすぎたあと、下痢になった経験があるという人は多いと思います。

まずは規則正しい生活をすること。これが下痢の最大の予防策です。

## ❷分食で胃腸の負担を軽減

夜も深まった時間帯にとんかつや焼肉など脂っこいものをたらふく食べている人は、下痢にならないほうが不思議なくらいです。胃腸に重い食べ物が入ったまま睡眠に入ると、胃腸は休むことができずに壊れてしまいます。

就寝2時間前からは、何も食べないのが鉄則。どうしても夜遅くに食事しなければならないなら、湯豆腐や白身魚、おかゆといった消化のよいものだけにすることです。

それでも下痢が止まらない場合は、分食がおすすめ。**1日3食ではなく、1日5食にして、1食あたりの食べる量を少なくするのです。**そうすれば、1回の食事で消化する量が減り、胃腸の負担も軽減します。

便秘と同じく、下痢の改善には食物繊維が豊富で胃腸にもやさしい和食が一番のおすすめです。

## 運動不足対策をする

### 1 まずは1日5000歩を目標にする

歩く習慣をつけるだけで、痔をはじめとする生活習慣病を改善させた患者さんはたくさんいらっしゃいます。

とはいえ、時間をつくって家のまわりをウオーキングし始めても、なかなか続かないもの。長く続けられるように、生活の中に歩くことをうまく組みこむようにしましょう。

たとえば通勤のとき、家から駅までバスを使っているなら徒歩に切り替えたり、オフィスの最寄駅より1つ手前の駅で降りて歩いたり。1駅分くらいの移動なら電車に乗らずに歩いてしまいましょう。

まずは、1日5000歩。慣れてきたら8000歩を目標にしましょう。

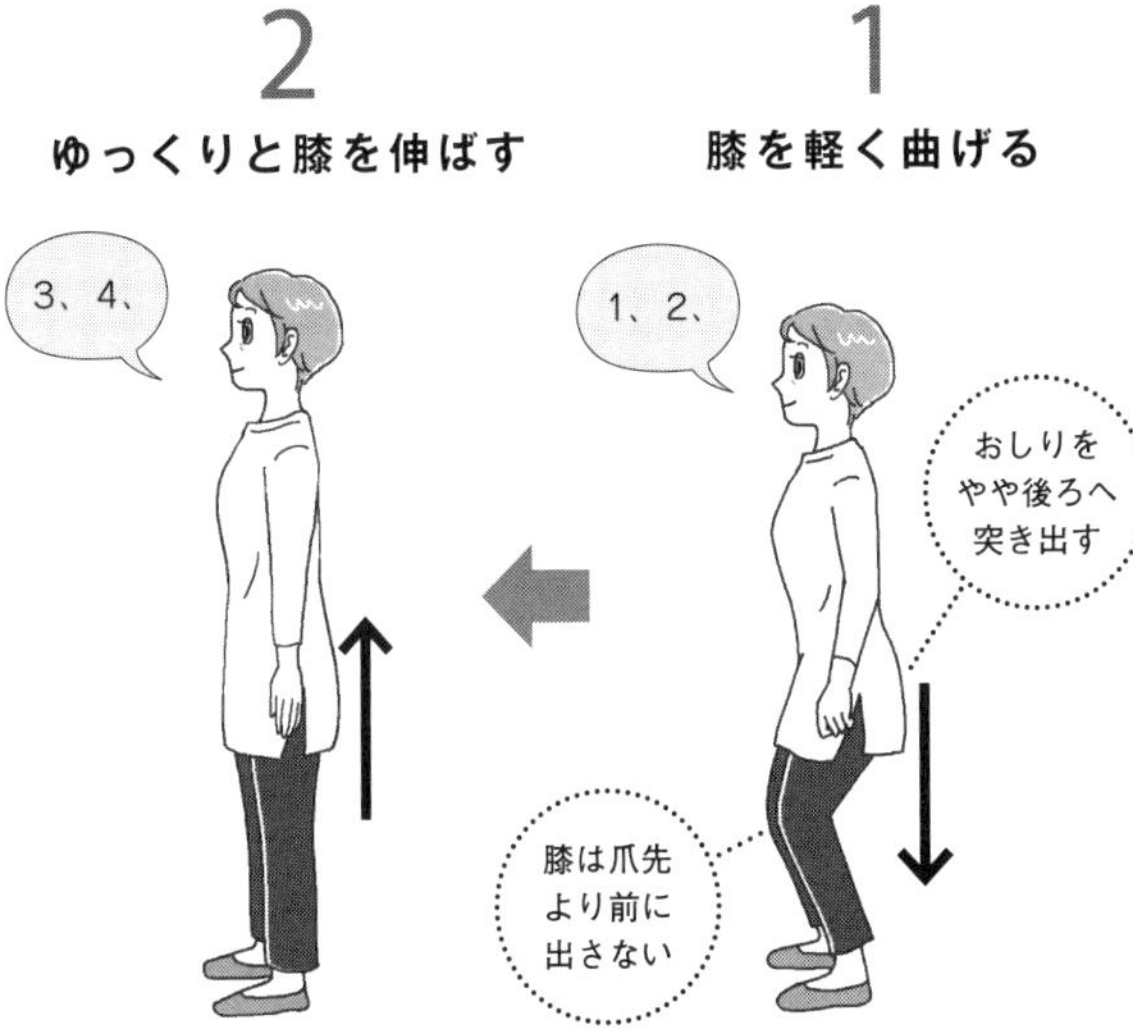
1
膝を軽く曲げる
1、2、
おしりを
やや後ろへ
突き出す
膝は爪先
より前に
出さない
2
ゆっくりと膝を伸ばす
3、4、

## 2 軽スクワット

お尻のうっ血をとるのにおすすめなのが、軽く膝を曲げるだけの「軽スクワット」。深くスクワットして膝を痛めてしまわないように、膝が爪先から前に出ないくらい少し腰を落として、膝を伸ばすという運動を繰り返すだけ。時間も場所もいらず、テレビを見ながら行えます。

痔にも効果的ですが、老

化に伴って起きやすくなる直腸脱や直腸粘膜脱、直腸肛門痛の予防にもおすすめです。年とともに腸や粘膜がたれ下がってきますが、筋肉を鍛えることである程度カバーできます。

### ❸エレベーターやエスカレーターとサヨナラする

ウオーキング以外でも、生活の中に運動をとり入れる方法があります。

それは、できるだけエレベーターやエスカレーターを使わないこと。

通勤の際、駅でエスカレーターに乗らず、あえてその脇にある階段を昇り降りするのです。さすがに地下深くにある地下鉄のホームにまで階段で昇り降りするのは大変ですが、そうでなければエスカレーターは使わないようにしましょう。

オフィスビルでも、自分の職場が5階くらいにあるなら、エレベーターを使わずに階段で上るというのもすぐにできます。

オフィスが10階なら、5階までエレベーターで上がって、そこから階段を使うというのでもいいでしょう。最初から無理はしないことです。

こうしたことを半年くらい続けるだけで、目に見えて体が変わってきます。痔だけでなく、あらゆる生活習慣病の予防にもなります。

## 4 オフィスにキッチンタイマーを置く

デスクワークの人には、百円均一ショップでキッチンタイマーを買うことをおすすめします。1時間に1回「10m歩き」をするためです。

長時間すわっていると、上体の体重がお尻にかかりつづけて、うっ血してしまいます。これが炎症の原因になって、痔が悪化してしまうのです。

そこで、キッチンタイマーを1時間にセットして、そのたびに10mほど歩くようにしましょう。

脚の筋肉を使うと、脚がポンプ役になって静脈血が心臓に戻りやすくなるため、これだけでお尻のうっ血防止に効果的。

車を長時間運転するときも、1時間に1回くらいのペースで休憩して、少し歩いたり、軽く体操したりしましょう。

ちなみに、タクシーやトラックのドライバーも、痔主が多い職業です。

## 5 ひどく痛むときのゴルフ、野球、テニスはNG

先にお伝えした通り、生活習慣病の改善には体を動かすことが欠かせません。ところが、**残念ながら痔の患者さんにおすすめできないスポーツもあります。**

たとえば、ゴルフや野球、テニスはボールを打つ瞬間に肛門に力が入るため、大きな負担がかかってしまいます。

自転車も、サドルをまたいだお尻が締めつけられます。

スキーやスケートは、お尻が冷えてうっ血しやすくなるため、よくありません。

釣りは長時間すわっているので、肛門にやさしい趣味とはいえません。スポーツではありませんが、トランペットもいきむので痔になりやすいようです。

とくに痔が痛むときは、こうした肛門に負担がかかるスポーツや趣味を楽しもうとすると、悪化してしまう危険性も。どうしてもやりたい場合は「前日はよく眠る」「クルマの運転は交替しながらにする」「飲酒をひかえる」といった、負担を軽減する配慮が必要です。

化膿や痛み、出血があるときは、当然中止してください。

## アルコール対策をする

### ❶秘儀「飲んでいるふり」

お酒を控えたくても、付き合いで酒の席に出ざるをえないこともあるでしょう。仕事をしていると、取引先とお酒を酌み交わす場面もあるはずです。社内や友人との飲み会ならば、最初の一杯は手にお酒をもって、あとはお茶や炭酸水で通すのもかんたんでしょう。

取引先の接待の場なら、最初に店員さんに「わたしのお酒だけ水にしてください」とコッソリお願いをするなど、根回しをして切り抜けましょう。ボトルとお水を注文してお酒をつくる役目をかって出て、さりげなく自分のだけ氷水にするという手もあります。無理してお酒を飲まなくてすむように、〝飲んでいるふり〟をする技を磨いてください。

## 2 醸造酒よりも蒸留酒

どうしてもお酒を飲む場合、醸造酒よりは蒸留酒のほうがまだましといえます。というのも、醸造酒には炎症の原因物質である「アルカロイド」が含まれているからです。

醸造酒とは、原料を発酵させてつくった日本酒やビール、ワインなど。一方、蒸留酒は、そこからさらに蒸留という工程を加えたお酒。焼酎やウイスキーなどです。

ただ、蒸留酒にしたからといって、飲みすぎてしまっては元も子もありません。アルコール摂取の1日の適量は、ビールなら中瓶（500㎖）1本、日本酒は1合（180㎖）、ワインはグラス1杯（180㎖）程度。

しかし、炎症や痛み、出血がある場合には、この量でも痛手となるのは間違いありません。

## 冷え対策をする

### 1 カイロやミニホットカーペットを活用

体が冷えると、体温を逃さないように末梢血管が収縮して、血液の循環が悪くなります。さらに、肛門括約筋も緊張します。こうしたことから、痔が悪化することがあります。

また、冷えは自律神経を乱して、下痢や便秘を起こすことも。

こうした冷え対策でおすすめは、足先用の小さな使い捨てカイロ。これは患者さんたちにとても好評で、効果抜群。冷えは足先からくるからです。

腰や背中に使い捨てカイロを貼るのも効果的。腰骨を温めると循環障害が緩和します。冷え対策でカイロを貼るなら、お尻ではなく、「足先と腰」と覚えておきましょう。

職場の冷えによる下痢に悩まされていたある美容師さんは、半畳ほどのミニホットカーペットを職場に敷いたところ、それだけで下痢がパッタリと止まりました。

このミニホットカーペットはトイレにもおすすめです。体が冷えていると、リラックスできず、なかなか便意が起こらなくなるので、冬場はトイレを暖かくする工夫が必要と言えます。暖房便座や電気ストーブを置くのもよいですね。

また、最近はエアコンの普及によって、夏の冷えも深刻です。オフィスが寒ければ、足腰が冷えないように膝掛けやカイロを用意しましょう。

それでも少し冷えたな、と思ったら、足首をまわしたり、足の指を曲げ伸ばししたりするだけでも足先が温かくなります。

## ❷入浴でお尻を温める

体を温めるといえば、入浴です。

お尻には、動脈や静脈の細かい血管がたくさん集まっています。これらがうっ血することが、痔によくありません。**入浴してお尻を温めることが、肛門周辺の血行をよくして、うっ血を改善して痛みをやわらげる効果があります。**

温める方法として入浴がすぐれているのは、お尻を傷つけてしまうことがないから。マッサージも血行をよくする効果がありますが、お尻に傷をつけたり、強くもみすぎてダメージを与えたりしてしまう危険性も。その点、入浴なら安心です。

それに、入浴は血行をよくするだけでなく、お尻をきれいにしたり、ストレス解消になったりと、多くのメリットがあります。

痔の患者さんはできるだけシャワーですませずに、湯船にお湯をためてゆっくりと温まりましょう。

とはいえ、入浴は1日に何度もできません。入浴代わりに手軽にできるのが「足浴」です。

たとえば冬の帰宅後、体が冷えたと思ったら、たらいや洗面器にお湯をはって、足をつけます。これならお湯をためる時間がかからないので簡単にできて、体の芯まで温まります。お尻のうっ血改善にも効果的。

ただし、炎症を起こしているときや、化膿しているときは、温めないようにしてください。炎症や化膿の場合、むしろ冷やすほうが効果的です。目安は強い痛みがあるかどうか。

強い痛みがないときは温める、痛みがあれば温めないようにしましょう。

## お尻を締める力を高める「肛門体操」

あるとき、本格的にスポーツを続けているという90代の男性の体を見る機会がありました。驚くことに、その人の腹筋はバッキバキに割れているではありませんか。人間は何歳になっても筋肉を鍛えられるということを、改めて思い知らされた瞬間でした。

いくつになっても鍛えられるのは、お尻の筋肉も同じです。

肛門にある内肛門括約筋と外肛門括約筋。このうち外肛門括約筋は手足の筋肉と同じように自分の意思で締められる随意筋ですから、筋トレすれば鍛えられます。

**括約筋をよく動かして元気にすることで、肛門周りの血流がよくなってうっ血がとれ、痔の予防に効果的です。**

そこでわたしがおすすめしているのが「肛門体操」。

やり方はいたって簡単。肛門をゆっくりと5～10回締めるだけです。

締める強さは、肛門でティッシュを箱から1枚抜きとるようなイメージ。ティッシュをつかんで持ち上げるようなイメージで行えば、肛門をしっかりと締められます。

朝起きたときや寝る前、入浴時など、いつでもどこでも気軽にできます。通勤電車のなかでもできますし、信号を待っているときにもできます。

とくに、お尻がうっ血しやすい長時間のデスクワークのときに、こまめにやるとうっ血予防になるので、おすすめです。

排便後にやるときは、シャワートイレなどでお尻を清潔にしてからおこなってください。

ただ、お尻に炎症があるときは、お休みしてくださいね。

## 清潔にする

お尻を清潔に保つのは、痔のケアの基本中の基本です。

便には細菌がたくさん住んでいます。トイレのあと、肛門を汚れたままにしておくと、細菌が繁殖して、皮膚のかゆみや炎症の原因になってしまいます。

肛門の周辺には細かいしわがたくさんあるため、排便後にトイレットペーパーでふくくらいではきれいになりません。こすればこするほど、むしろしわの中に便をすりこむことになってしまいます。

一番いいのは、排便後は温水洗浄便座で洗い流し、そのあとに水分をトイレットペーパーでそっとふきとる方法。

日本では温水洗浄便座が広く普及しているので、お尻の清潔を保つという意味では大変恵まれた環境にあります。

ただ、温水洗浄便座の強い水流を肛門の中に入れて、浣腸代わりに使うのはNG。シャワーで刺激しないと便意をもよおさなくなってしまいます。わたしはこれを「シャワー依存症」と呼んでいます。

シャワーはあくまでも洗うためのもの。便を出すためのものではありません。また、強い水圧は肛門を炎症させてしまいます。水が出る勢いを「強」にしなくても、「弱」で十分に洗えます。

洗浄機能がない場合は、外出用のハンディタイプの洗浄器がおすすめです。わたしはいつも持ち歩いていますが、非常に使い勝手がよく、旅行のときも携帯しています。

ちなみに、トイレの後にお尻を消毒する必要はありません。おならをするだけで大量の大腸菌が出てくるというのに、そのときだけ消毒しても意味がないからです。温水で洗って便を落とせば、それで十分です。

## 痛いときほど睡眠をたくさんとる

炎症の原因になるストレスや疲労をためないようにするには、十分な睡眠をとることが欠かせません。

**睡眠不足が続いて肉体的な疲労がたまると、筋肉に疲労物質が蓄積していきます。すると免疫力が低下して、痔を誘発することがあります。**疲れているときほど、風邪をひきやすくなるのと同じことです。

菌やウィルスと戦う免疫力は、睡眠中に強化されます。風邪をひくと眠くなるのはそのため。

また「成長ホルモン」という言葉を聞いたことがある方は多いと思います。睡眠中に分泌され、子どもの場合はその名の通り成長を促し、大人の場合は痛んだ細胞の修復や疲労回復に働きます。

こちらも免疫力と同じく、十分な睡眠をとることで分泌されます。

睡眠は免疫力を高めて菌を撃退し、成長ホルモンで傷ついた粘膜を回復させる強力な薬と思って、10分でも早く就寝するようにしてください。

ストレスによる不眠に悩む方も多いと思いますが、目を開けてベッドに横たわるだけでも、疲労の4割は解消されると言われています。眠れないからと部屋をウロウロしたりせずに、静かに横になって疲労回復に努めましょう。そうしているうちに、自然に眠りに落ちることもあるでしょう。

また、日常的に感じている疲れは、脳からきていることが多々あります。脳の疲れをとるためにも、睡眠は必須です。加えて、スポーツや映画や読書、散歩、旅行といった好きなことを楽しむのも効果的。

仕事のことを忘れて好きなことをやっていると、心も体もリフレッシュされますよ。

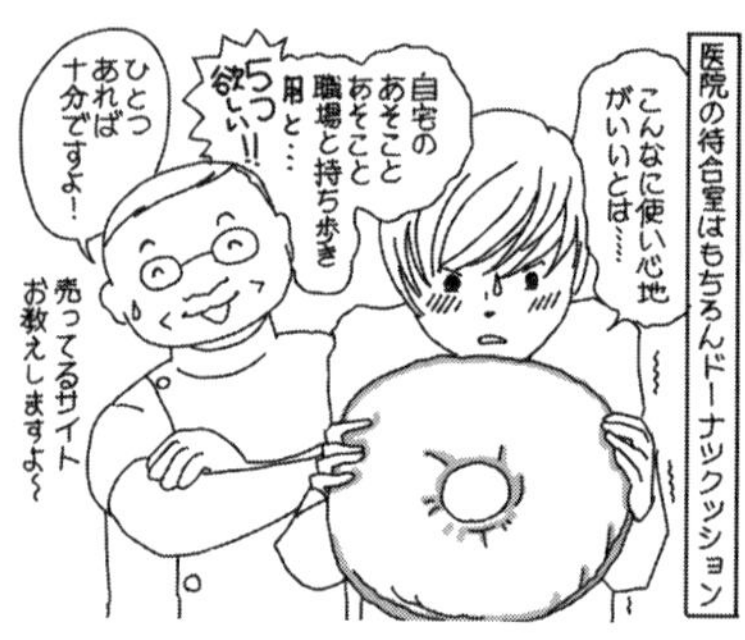
医院の待合室はもちろんドーナツクッション
こんなに使い心地がいいとは……
自宅のあそこと あそこと職場と持ち歩き用と…
5つ欲しい!!
ひとつあれば十分ですよ!
売ってるサイトお教えしますよ〜

第5章

# 専門医が答える
# 痔のQ&A

## Q 市販の薬でなんとかできないでしょうか？

## A 使うなら2週間をめどにする

「できれば病院に行かずに市販薬で治したい」。

そう思っている患者さんは多いでしょう。実際に、痔の市販薬はよく売れているそうです。痔の薬の効能は、痛みや出血、はれを抑えたり、便をなめらかに通過させたりすること。確かに、市販薬によって一時的に症状を抑えられることもあるでしょう。しかしそれは対症療法にすぎません。

それに、市販薬を使いつづけていると、出血や痛みが痔以外の病気のサインだったとしても、見逃してしまう危険があるのです。

わたしはかつて、通信販売の痔の薬を2年間使っていた患者さんを診たことがあります。その患者さんを診察したところ、直腸がんでした。

このように、**専門医の診察を受けずに市販薬を使いつづけていると、命にかかわることすらあるのです。**

市販薬は、あくまでも中継ぎピッチャー。都合が悪くてすぐに病院に行けないときだけ頼りにするのが正解です。

また、市販薬は成分が弱いというイメージがありますが、大違いです。市販薬の多くは、短期に効く成分を配合しています。なぜなら、すぐに効かない薬は売れないからです。副作用に注意が必要なステロイドホルモンが含まれている市販薬もあります。

市販薬を使うなら、2週間がめど。2週間使っても症状に変化が見られないなら、医師の診察を受けましょう。市販薬の長期使用は避けるべきです。

## Q どれぐらい悪かったら病院へ行ったほうがいいですか？

## A 「痔かな」と感じたら即

平田肛門科医院には、外国人の患者さんもたくさんやって来ます。

外国人の患者さんと日本人の患者さんには、大きな違いがあります。それは、**日本人の患者さんは症状が重くなってから受診しますが、対照的に外国人の患者さんは「痔かな」と思ったらすぐに受診する傾向があること。**この ため、外国人の患者さんは症状が軽いうちに治療ができることが多いのです。

痔の種類や症状にもよりますが、早期に治療すれば、ほとんどの痔は手術せずに治ります。痛みや出血が気になったら、できるだけ早く医者に見せたほうがいいでしょう。

目安としては、1カ月たっても症状が改善しないこと。たとえば1カ月たってても出血がなくならなければ、「これはさすがにおかしいな」と思うはずです。あるいは、1カ月続かなくても、3カ月間で3回、4回と出血を繰り返すときも、危険信号。すぐに専門医に診てもらうことをおすすめします。お尻から出血があると、なんとなく不安なもの。「もしかして重大な病気では……」なんて気になるはずです。

だからこそ、専門医に診てもらって、「痔でした」とわかれば、ひと安心できます。直腸がんだったとしても、早期発見が早期治療につながります。

いずれにしても、気になったらすぐに専門医に診てもらいましょう。

わたしはいつも「医者を上手に利用してください」といっています。

患者さんは利用する側、医者は利用される側。あなた自身の健康づくりのために、医者をうまく活用しましょう。

## Q 病院に行くのは、やっぱり恥ずかしいのですが……

## A 名前で呼ばない、下着は脱がないなどの配慮がされています

皆さんがイメージしている肛門科と、平田肛門科医院はまるで違うかもしれません。プライバシーに最大限配慮しているからです。診察も、決して恥ずかしいものではありません。

まず、完全予約制をとっているため、待合室が患者さんであふれ返っているということはありません。

それどころか、ほとんど他人と会いません。

さらに、患者さんを呼び出すときは、名前ではなく受付番号で声をかける

ようにしています。

また、診察のときの姿勢について「あお向けに寝て、両足を広げるのでは……」と思っているかもしれません。ひと昔前は確かにこの砕石位《さいせきい》という姿勢での診察でした。これは産婦人科の診察体位というイメージが強く、とくに男性には抵抗があるようです。

しかし、当院もそうですが、今はシムス体位（左側臥位《さそくがい》）が主流。これは、患者さんがベッドに左側を下にして横になり、下着を少しおろす診察体位です。これなら、下着をすべて脱ぐ必要もなく、医師の顔も見えません。

また、当院では医師1人で診察することは避け、必ず看護師も立ち会うことを厳守しています。

## Q お尻がかゆいのも痔ですか？

## A 皮膚のただれ、がんのケースも

お尻がかゆいといっても、原因はさまざまです。

最も多いのが、肛門の中に内痔核があって、炎症が起きているケース。炎症しているところから分泌物が出てきて、皮膚をただれさせているのです。内痔核があったり、そこに炎症が起きていたりしても、患者さんは自覚症状がないことが少なくありません。内痔核ができる粘膜は痛みを感じないからです。そうなると、皮膚のただれによるかゆみばかりが気になるというわけです。

また、夏場の暑い時期なら、単にお尻に汗をかいてかゆいというケースもあります。

汗でかゆみが出ているときにおすすめなのが「ベビーパウダー」。粉は水分をよく吸うからです。赤ちゃんのあせも予防やオムツかぶれ予防のために効果的なのと同じことです。お尻のかゆみが気になったら、出社前や寝る前、お尻にベビーパウダーをポンポンしましょう。

ただ、単なるかゆみだとあなどるのは危険。まれに重大な病気が隠されていることがあるからです。

あるとき、「お尻がかゆい」といっていた患者さんを診察したところ、直腸がんでした。検査してみると、分泌液を出す漿液《しょうえき》産生腫瘍という珍しいタイプのがんだったのです。

なかなかかゆみがとれなかったり、繰り返したりするときは専門医に診てもらうと安心です。

## Q 突然の出血のとき、応急処置はどうすればいい？

## A お尻を高くうつぶせになって圧迫を

まずはうつ伏せになって、腰の下にまくらやクッションを入れて、心臓よりもお尻の位置を高くします。ガーゼでもティッシュでもなんでもかまわないので、圧迫するようにお尻に押しつけましょう。

鼻血を止めるときと同じ要領です。保冷剤やアイスまくらがあれば、タオルなどで包んでお尻を冷やすのも効果的です。

痔による出血なら、これでたいていは1時間以内に止まります。診察時間内ならその日中に、そうでなくとも翌日中には専門医を受診しましょう。

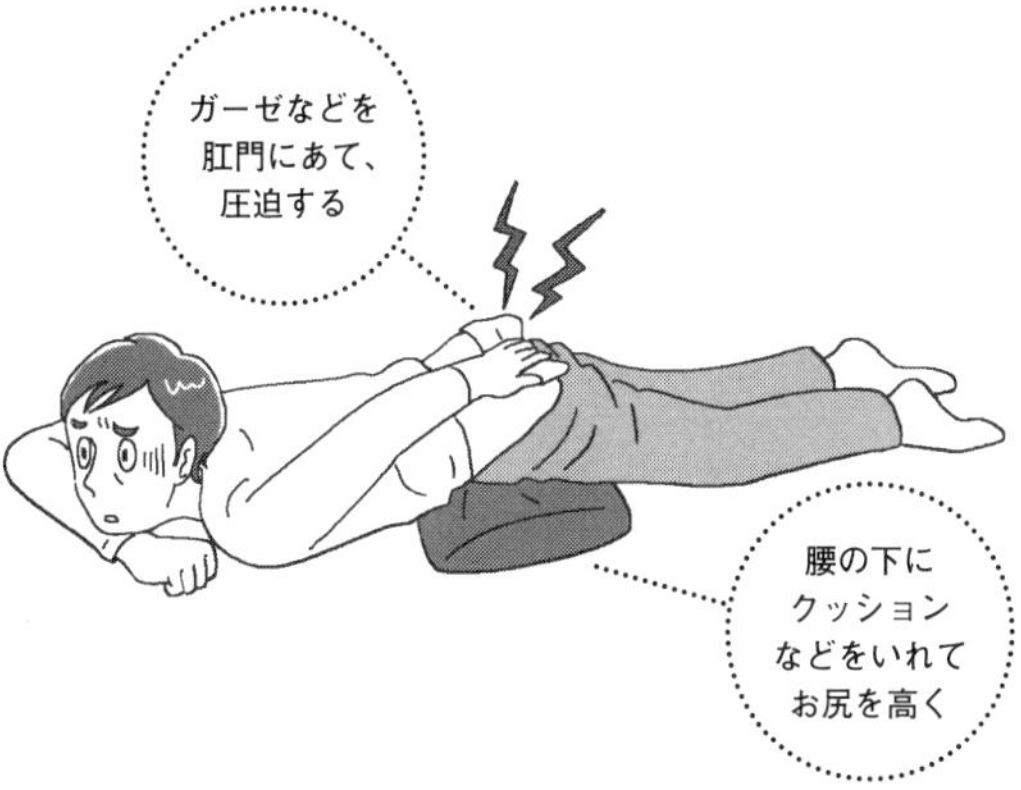
ガーゼなどを
肛門にあて、
圧迫する
腰の下に
クッション
などをいれて
お尻を高く

もし、血が止まらない場合には、救急車を呼んでください。腸からの出血の可能性が高いからです。腸からの出血の場合、がんや大腸憩室出血などが考えられます。

## Q 脱出にはマッサージがいいと聞きましたが、本当ですか？

## A マッサージで痛めてしまう可能性も

脱出したということは、内痔核がはれているということ。脱出が軽度のうちは、循環障害をとるために温めるようにしましょう。

マッサージには血流をよくする効果がありますが、手でマッサージしていると、はれた患部の皮膚や粘膜を傷つけてしまいかねません。

そのため、マッサージよりも、入浴をして温めるのがおすすめです。お風呂なら、肛門を傷つけてしまうことがありません。

タオルを使った簡単な温め方もあります。

①お湯にタオルをひたして絞る
②うつ伏せになって、少し足を開く。
③温めたタオルをお尻に10分間ほど乗せる。

もっと手軽にしたい場合は、使い捨てのカイロでもよいでしょう。

ただ、温めていてさらにはれてきたら、温めるのをやめましょう。逆に、アイスまくらや氷のうで冷やしてください。また、化膿していて痛みが強いときも、温めないでください。

脱出したときは、横になると押し込みやすくなります。すべりをよくして入れやすくするために、市販の軟膏やワセリンを使っている人も多いようです。

ただし、手で簡単に戻せるからといって、脱肛をそのままにしないことが肝心。放っておくと、元に戻りにくくなっていきます。早めに専門医に相談しましょう。

文庫版新章

# お尻から健康へ

## 腸内細菌叢の多様性を保つことが健康につながる

人間の細胞が60兆個と言われるなかで、腸内細菌は100兆個とも言われており、総重量は1・5キログラムで肝臓と同じ重量です。私たちは自分の細胞よりもはるかに多い腸内細菌たちと共生しています。2000年代から次世代シーケンサーが開発され、大量かつ高速のDNA塩基配列解析が可能になったことで、腸内細菌叢について今まではわからなかった新しい事実がたくさん出てきました。

本章では「お尻から健康へ」をテーマに、腸内環境を整えることで健康増進を図る方法を述べていきます。

最新の研究では、腸壁と便の中にいる腸内細菌はそれぞれ違うことがわかりました。さらにその腸内細菌に14万種類ものウイルスが働きかけているとも言われています。

約1000種類とも言われる腸内細菌それぞれに働きがあり、ウイルスに感染しているかどうかで代謝の量も変わってきます。一言で腸内細菌叢と言っても、腸内細菌それぞれに働きがあり、そこにウイルスもかかわって、無数の要素が複雑に絡み合うことで多様性が保たれて健康が維持されていることがわかります。この多様性が崩れることによって、さまざまな病気が起こりやすくなるのです。実際にクローン病や潰瘍性大腸炎の腸内細菌叢は多様性が欠如しており、腸内細菌の総量も通常の3分の1程度に減っていると言われています。

## 腸よりも腸壁が重要!?

腸壁と便の中の腸内細菌は異なると言いましたが、近年の研究ではバリア機能を司る腸壁粘膜の腸内細菌が健康には重要だと言われています。

私たちの体には免疫力があります。外界からの細菌やウイルスなどの病原体が侵入したときに免疫細胞が出動して駆除してくれるのです。

少し詳しく述べますと腸内粘膜においては恒常的にIgA抗体が腸管粘膜固有層から大量に産生されており、病原体が粘液に定着するのを防御し、病原体からの毒素や酵素を中和してくれます。IgA抗体の産生経路にはリンパ球の一種であるT細胞を介するものと介さないものがあり、特定の病原体に対して産生されるIgAはT細胞を介し、恒常的に産生されるIgAはパイエル板や腸間膜リンパ節にいるB細胞や樹状細胞の働きによって産生されます。

そして面白いことに腸壁粘膜の腸内細菌からの恒常的な刺激はリンパ組織を取り囲む支持組織のストローマ細胞のI型IFNの産生に関与し、それが形質細胞様樹状細胞を刺激しB細胞をIgA産生型の形質細胞へと分化させ、形質細胞が腸管粘膜固有層に移動してIgAを放出するという循環を作り出しているのです。

病原体から守ってくれる免疫細胞ですが、過剰に反応することで反対に体に害がおよぶこともあります。その一例が花粉症です。花粉という外界からの異物に対して、免疫細胞が暴走して正常な細胞まで攻撃されてしまうのです。


人間の体にはこの暴走を食い止めるための制御性T細胞（Tレグ）というものがあります。Tレグが安定化しないと多発性硬化症、リウマチ、クローン病といった自己免疫疾患のリスクが増します。

Tレグは胸腺や腸管組織で生み出されます。マウスを使った実験では、免疫の暴走が起こっている腸内に17種類のクロストリジウム菌を投与したところ、免疫細胞の暴走によって引き起こされる症状が抑制されました。興味深いのは1種類のクロストリジウム菌では効果がなく、17種類のクロストリジウム菌によってTレグが大量産生されたことでした。これにはクロストリジウム菌が出す短鎖脂肪酸に鍵があると言われています。

短鎖脂肪酸とは酪酸、酢酸、プロピオン酸などです。短鎖脂肪酸は腸内を弱酸性に保ちます。腸内は弱酸性がよいのです。便秘がよくないと言われるのは、便が長く腸に留まっているとアンモニアやメタンを発生させてこれらが体に害をおよぼすからです。

また、下痢は消化酵素がアルカリ性を保ったまま排泄されてしまうので、お尻の皮膚のバリア機能を壊してしまうのでよくありません。便秘も下痢も痔には大敵です。

これら短鎖脂肪酸を産生する菌は一般に善玉菌と呼びます。ビフィズス菌や乳酸菌などです。腸内環境をよくするために食物繊維やオリゴ糖が勧められるのは、これらの菌が短鎖脂肪酸を生み出すときのエサになるからです。

クロストリジウム菌は1種類だけでも酪酸をつくり出す善玉菌です。しかし、17種類が作用し合うことでより大量のTレグが生み出されます。このメカニズムはまだ解明されていませんが、いかに腸内細菌叢の多様性が大切かはわかるでしょう。

## 腸内細菌はどのように決まるのか？

このように腸内細菌が私たちの健康に重要な役割を果たしているのですが、そもそも細菌はいつ私たちの体に住み着き、共生するようになったのでしょうか？

これまで妊婦の産道を通るときに人間ははじめて菌に曝露されると考えられてきました。しかし、最近の研究では羊水の中ですでに細菌に曝露されると言われています。

実際に胎盤で見つかる細菌叢は胎児の口腔内の常在菌と類似します。２０１９年に出生前の胎児にも母親由来の腸内細菌が存在することが16SrRNA解析と蛍光in situハイブリダイゼーションによる蛍光染色、培養で確認されました。ただ、胎児の腸内細菌叢に関する研究はまだまだ例が少なく、これから期待されている分野です。

生後3~4日でビフィズス菌が増殖を始めて、離乳期になると生体の免疫系を確立されていきます。このため腸内細菌叢は3歳で決まると言われています。

ただそのあとでも東南アジアなどに旅行をしてコレラになったり、サルモネラ菌にかかったりすると腸内細菌叢も変わると言われています。

掌に存在する常在菌も指紋のように一人ひとり異なると言われています。私たちは菌と一緒に生きているので、あまり清潔にしすぎてもよくありません。実際に自然豊かなところで育った子どもと都市部の子どもを比較すると、都市部の子どものほうがアレルギー疾患の発症が多く、衛生環境が関与していると言われています。

帝王切開で生まれた赤ん坊の腸内細菌叢は皮膚の細菌叢に近く、母親のビフィズス菌や乳酸菌が受け継がれないままの新生児もいます。これには帝王切開のための抗菌薬の服薬が関与するという研究結果が、英国でおこなわれた596人の子どもを対象にした調査で明らかになっています。帝王切開で生まれた赤ん坊はビフィズス菌の代わりに日和見菌が定着していました。このため妊婦の膣内にガーゼを挿入しておき、出産と同時に赤ん坊の顔に被せる方法を取る病院もあるそうです。

妊婦は感染予防のため、膣内に乳酸を産生する菌が妊娠後期に現れて、酸性環境を維持します。これにより自然分娩では、赤ん坊は産道を通るときに乳酸菌を獲得します。それから母乳の乳糖やオリゴ糖の助けを借りてビフィズス菌が90％以上に増えます。

しかし、ビフィズス菌は年齢とともに減ってきます。平均的な日本人のビフィズス菌は7・6％程度です。反対にウェルシュ菌や大腸菌が増えてきて、大腸がんのリスクが高まります。

## インフルエンザウイルスや新型コロナウイルスの重症化を防ぐ

最近、東京大学医科学研究所の研究でインフルエンザウイルスや新型コロナウイルスに罹患した際に腸内細菌叢が重症化抑制に大きくかかわっていることが発表されました。発熱による体温上昇で腸内細菌叢が活性化し、２次胆汁酸産生を介してウイルス感染症の重症化が予防されることが示唆され、「Nature Communications誌」（２０２３年6月30日号）に掲載されました。

新型コロナウイルス感染症にかかると、多くの感染者の腸管粘膜に炎症がみられることがわかりました。さらに感染者の20％には口腔気道からウイルスが検出されなくなったあとも便からウイルスＲＮＡが検出されます。新型コロナウイルス感染症は呼吸器系だけではなく、腸内粘膜のバリア機能を壊し、ディスバイオシス（腸内細菌叢のバランスを崩す）を起こします。

実際に香港の医療施設でおこなわれた研究では、感染者15名と健常者15名の腸を調べたところ、感染者は症状の重症化と比例して酪酸産生菌の数が少ないことがわかりました。これは同施設がおこなった別の100名を対象とした研究でも同様の結果が出ています。このときにはビフィズス菌の減少もみられました。反対に口腔気道からウイルスが消失したあとも30日間ものあいだ、これらの菌は低いままでした。

また、動物実験ではバクテロイデス・テタイオタオミクロン、バクテロイデスが腸粘膜細胞にある新型コロナウイルス感染症の感染受容体のACE2を減少させることがわかっています。これらの菌が増えると、感染者の便中でもウイルス量が減ることがわかりました。

ディスバイオシスが新型コロナウイルス感染症の重症度と相関していることから、酪酸産生菌やビフィズス菌を増やすことで重症化予防になることが期待されています。

## 便秘は認知症リスク

国立がん研究センターは秋田県、長野県、茨城県、沖縄県、高知県に住む50歳~79歳の男女約4万2000人からアンケートを取って、多目的コホート研究をおこないました。

ここで明らかになったのは排便習慣が将来の認知症リスクを高めるという驚くべき結果でした。

国民生活基礎調査(令和元年)によると、日本人女性の44%、さらに65歳以上の場合は72%が便秘に悩まされているという調査結果が出ています。

そもそも認知症患者さんに便秘が多いのですが、排便の頻度が少なくなるほど認知症のリスクが高くなり、女性の場合週3回未満だと1・29倍の認知症のリスクがあります。

また、便の硬さも起因しており、便がとくに硬い場合には1・84倍リスクが高まります。

便秘だと当然、腸内で便の通過が遅くなります。便が長時間腸に留まることでウェルシュ菌や大腸菌がアンモニアなどの有害物質を産生します。さらに短鎖脂肪酸が減り、腸壁が薄くなります。それが酸化ストレスを引き起こし、全身性の炎症が起こることで認知症リスクが高まると言われています。

便の6割は腸内細菌です。ビフィズス菌や乳酸菌は分裂が早く食物繊維をエサとして分解するときに水素を発生します。この水素ガスによって腸の蠕動運動を促進させ便秘の解消につながります。またこの水素は酢酸生成に利用され、腸内を弱酸性に保ちウェルシュ菌や大腸菌などの悪玉菌の影響から守ることにもつながっています。

高齢になって猫背になると腸が折り畳まれるので、それだけでも便秘になることがあります。さらに運動不足も加わると腸の蠕動運動がうまく行われなくなり、また女性の場合はホルモンの関係で便秘に傾きやすくなります。

便秘は大腸で便の水分がどんどん吸収されてしまうので、硬い便になります。硬い便はお尻にとってもダメージがあります。下痢はもちろんよくありませんが、理想の硬さはバナナより少しやわらかい程度です。1日2リットル以上の水分を摂るだけで、便秘はある程度解消します。

下痢を除いて、便の色は黄色が望ましいです。便に含まれるビリルビンから代謝されたステルコビリンは酸性だと黄色くなり、アルカリ性になると黒くなります。先に述べたとおり、腸内環境は酸性が望ましいので便の色は黄色か確認してみてください。鉄のサプリメントやイカ墨を摂取した場合を除いて、黒い場合はアルカリ性に傾いているのでなるべく食物繊維を取り、肉類を減らすようにしましょう。

## ストレスと腸内環境

アルコールや睡眠不足も含めてストレスは大敵です。前項でお話しした感染防御の役に立つIgA抗体ですが、ストレスによって産生が低下することが知られています。口腔粘液内のIgA濃度は次の日試験があるという心理的ストレスで低下し、睡眠時間が6時間以下と短くてもまた長すぎても低下してしまうことが知られており、7時間程度の睡眠時間が良いとされています。直腸付近の腸内細菌は口腔内よりもはるかに多く、口腔より多くのIgAが産生されているのでストレスの影響を受けやすいのはお判りいただけると思います。そこに運動や食物繊維が不足していると便秘になり便が固くなるため、裂肛（切れ痔）や内痔核（いぼ痔）ができてしまいます。

さらに最近の研究では腸内細菌叢は人間の感情にも影響をおよぼすことがわかってきました。脳腸相関という言葉は聞いたことがあるでしょうか。脳と腸が相互に密接なコミュニケーションをとっていて、影響し合っているという概念です。

緊張やストレスを感じたときにお腹が痛くなった経験はありますか？　これは脳から腸へストレス刺激が伝わることで、腸の機能を害するからです。結果として下痢や便秘などになってしまいます。反対に腸管粘膜のバリア機能が障害されたり、腸内で炎症が起こると脳の不安感が増します。

私たちはストレスを受けると、脳の視床下部という部分が下垂体を介して副腎にコルチゾールといったステロイドホルモンを分泌するように促します。コルチゾールはストレスに対抗するためのホルモンです。脳の視床下部-下垂体-副腎連関のストレス反応系（HPA axis：Hypothalamic-Pituitary-Adrenal axis）が活性化することでストレスに対応しているのです。このHPA axisは腸管の運動や消化管の知覚過敏、腸管の免疫制御と深くかかわっています。

最近になって腸内細菌叢も影響することがわかりました。ラットを使った実験では、ストレスを受けると平滑筋刺激による腸の蠕動運動だけでなく、腸内細菌叢にも変化が生じたのです。

また、宇宙飛行士の腸内細菌叢を解析したところ、宇宙に行く前からビフィズス菌が減って、悪玉菌であるウェルシュ菌が増加していたことが報告されています。

ベルギーでは1054人を対象にうつ病と腸内細菌叢との関連を解析した研究がなされました。うつ病になると下痢、便秘、過敏性腸症候群など、お腹のトラブルを抱えるケースが多いことがわかりました。実際に酪酸を産生するコプロコッカスといった善玉菌が多いほどうつ病が減少していました。

これは驚くべきことではありません。腸内細菌は、ウイルスや病原体などの侵入を排除する免疫細胞の70%をつくり出しているだけでなく、ドーパミン、セロトニン、エンドルフィンといった幸福を感じる神経伝達物質、さらにストレスを和らげるGABAを生成しているからです。

ストレスが腸に影響するだけではなく、腸内細菌叢がストレス系にも影響していることがわかります。

ストレスに弱い無菌マウスに通常マウスの便移植をすると落ち着きを取り戻すようになったという実験もあります。とくにビフィズス菌が増えたことでストレス反応系の抑制が確認されました。

ストレスを感じていると、抗ストレスホルモンを出す副腎が疲れてきます。副腎は体内の血圧、血糖、水分、塩分量などの代謝を一定に保つ役割があるので、うつ病など心の病になるとお腹まわりに脂肪がつき、手足は細く、「ムーンフェイス」といって、顔がまるで満月のように丸くなってきます。

ストレスなどで太った人に痩せた人の便を移植させる便移植という治療法が存在します。興味深いことに同じ人でも痩せるだけで今まで脂っこいものが好きだったのが全く食べたくなくなることもあります。腸内細菌叢が変化したことで、嗜好品も変わる。これはでぶ菌が痩せ菌に変化したことで腸内細菌自体が脳に働きかけ嗜好品を変えているのではないかと考えられています。やや極端ですがチョコレートを食べたいと思うのは頭ではなく腸内細菌が欲しているからだという説もあるほどです。

ダイエットは皆さん興味があるところだと思います。ただ、瘦せ菌のひとつであるアッカーマンシアはパーキンソン病の人に多いとも言われていて、便移植については何が有効か、まだまだはっきりとした結論は出ていません。ダイエットしたいと思ったら便移植や極端な食事制限よりは食物繊維をとって腸内環境を整えることをお勧めします。血糖の急激な上昇も防いでくれます。

## 日本の伝統食が腸におよぼす影響

日本人は世界でも特徴的な腸内細菌叢をもっていて、日本人106人と欧米・中国など11ヵ国755人の便の腸内細菌叢を調べたところ、日本人の腸内にはビフィズス菌が一番多く、次いでオーストリア、フランスとなっています。さらにほかの国の人々は食物繊維の発酵により生じた水素がおもにメタン生成に消費されていたのに対して、日本人だけがおもに酢酸生成に消費されていました。メタンは腸粘膜の細菌叢をディスバイオシスにしてバリア機能を低下させます。

水溶性食物繊維が多く含まれる海苔やワカメなどの海藻類を分解する酵素遺伝子も日本人の約90％に保有されているのに対して、ほかの11ヵ国では15％以下でした。以前にドキュメンタリー番組でフレンチ料理の世界一を決めるボキューズドール世界大会に挑む日本人シェフが、料理に自国の特徴を出すために海苔を使いたいとフランス人コーチに提案したところ、「審査員がお腹を壊してしまう」と却下されていました。ただ、細胞壁が壊れた海藻なら多くの人が消化できるため、最近ではフランス料理でも海藻が見直されているそうです。

日本の伝統的な発酵食品の甘酒、味噌、塩麴などの麴に存在する麴グリコシルセラミドは小腸での分解・吸収をほとんど受けずにダイレクトに大腸まで達して腸内細菌のエサになります。漬物、納豆、しょうゆなどの中には腸管免疫に影響するさまざまな乳酸菌があります。

漬物は酪酸産生菌、納豆のねばねば部分には食物繊維があり、納豆菌自体も生きた状態で排泄されることがわかっており、善玉菌の増殖を助けると言われています。大腸がんの6割はS状結腸と直腸で見つかります。肛門に近いS状結腸や直腸の腸内細菌は上行結腸や横行結腸などでさらに酸素が消費されるので、酸素があると増殖しない偏性嫌気性菌が多く存在しています。大腸がんの好発部位であるS状結腸や直腸の腸内細菌叢にまで働きかけることのできる納豆菌、発酵性食物繊維のもち麦（β-グルカン）、小麦ふすま

（アラビノキシラン）などは今後注目されていくと思われます。

ほかにも伝統的な発酵食品としてのお勧めとして阿波晩茶があります。これは乳酸菌の力で発酵させた後発酵茶に分類されます。カテキンやカフェインなど本来乳酸菌が住みにくい環境で発酵させ、生き延びた強い乳酸菌を体に取り入れることができます。

腸内細菌叢についてはこれから解明されていく部分が多く、食物繊維に関しても水溶性食物繊維か不溶性食物繊維かだけではなく、発酵性食物繊維、非発酵性食物繊維といった分類法もあり、また豆や芋に含まれるレジスタントスターチと呼ばれる難治消化性のでんぷんは食物繊維と同じような役割を果たすこともわかってきています。私たちにできることは日本の伝統食を大事にしながら、いろいろな種類の食べものを食べて腸内細菌叢の多様性を保つことです。

## 「これだけ食品」の危険性

腸活と称して、腸内環境を整えるさまざまなサプリメント・食品がありま す。あたかもその食品を取っていれば健康が保たれるようなイメージがあり ますが、問題はそれらを飲むことをやめたら効果がなくなってしまうことで す。

今、問題となっているのは善玉菌を摂取してもなかなか腸内細菌叢に定着しないことです。一時的に菌を増やすことはできても腸内細菌叢というコミュニティの中に入って定住するまでには至らないことが多いのです。以前当院の大腸内視鏡検査で、内視鏡を盲腸に到達させ、ビフィズス菌と酪酸産生菌を撒き、検査前と検査後1週間で腸内細菌叢を比較してみたことがありました。サンプル数が少ないので結論付けることはできませんが、多様性という項目においては改善を認めました。しかし酪酸産生菌は増えたけれども、ビフィズス菌は増えず、菌を直接大腸に撒いたからといって単純に定着するわけではないことがわかりました。

腸内は2割が善玉菌、1割が悪玉菌、7割が日和見菌で構成されています。善玉菌ばかりが取り沙汰されますが、日和見菌が良い方向に働くのか、悪い方向へ働くかによって体調は大きく変わります。

先に17種類のクロストリジウム菌を投与して免疫暴走が抑制されると述べましたが、害をおよぼすクロストリジウム菌もあります。ビフィズス菌が良いと言われるのはあまり悪い方向へ働くことがないからです。しかしビフィズス菌も約50種類あると言われ、一つのサプリメントがすべての種類のビフィズス菌を増やすことはなく多様性が保たれるかは疑問が残るところです。腸内は一定ではありません。温度も変われば、酸性、アルカリ性も異なります。さらに腸内細菌同士の組み合わせやウイルスも作用していることを考えると「これさえ飲めば腸活」という食品などなく、悪玉菌も含めて、多様性を保つように様々な良い食材を摂取することが一番の健康の秘訣であると考えています。

## フローラ検査

ご自身の腸内細菌叢に興味のある人はフローラ検査をお勧めします。便の6割は腸内細菌なので、便培養でなんの菌がどのくらいの割合で存在しているかを解析できます。費用は大体2万円ほどでできます。腸内細菌叢は地域差や個体差の要素も多いので善玉菌と言われる乳酸菌、ビフィズス菌、酪酸産生菌の割合を知り、自分に合った食生活や生活習慣の改善で善玉菌がいかに増えていくか調べていくのも面白いかもしれません。

## 最後に

以前から食物繊維を取るほど大腸がんのリスクを減らすことは知られていました。いまとなっては食物繊維をエサとする腸内細菌叢が大腸がんの発症予防の一部にかかわっていると考えてよいと思います。

たとえば貧血があったら鉄剤を飲ませればいいというのは表面的な治療です。もしかしたら消化管出血があるかもしれない。消化管出血の原因はがんかもしれない。念のため胃カメラや大腸カメラで調べようというように、一歩踏み込んで考えることで根本原因に迫れます。

そして将来的には大腸がんがあった場合には腸内細菌叢が乱れているかも

しれないという根本原因にたどり着いていく社会になっていくのではないでしょうか。大腸がんを通して生活習慣の大切さが見直されていくことになると思います。

肛門疾患も同じです。いぼ痔や切れ痔も免疫力の低下や腸内細菌叢の乱れが大きくかかわっており、大腸がんよりも身近でなおかつ生活習慣の改善による効果を実感することができる病気です。お尻から健康へとは肛門の病気を通して生活習慣の大切さを実感し、体の健康だけでなく、心の健康も取り戻していくことにあるのです。

# おわりに

わたしが慶應義塾大学医学部の研修医だったときのことです。

胃がんの手術を成功させて、自分でもうまくいったと思って更衣室で着替えていたとき、隣にいた先輩医師からこう聞かれました。

「うまくできたと思っているかい？」

わたしは「はい」と答えました。すると、先輩にこう諭されたのです。

「君が治したんじゃないよ。患者さんが治すお手伝いをしただけだ。君が縫った場所を顕微鏡で見てみたとしよう。縫合した糸と糸の間は隙間だらけだ。傷口をふさいでいるのは、患者さん自身の力だよ。病気を治したのは医者だなんて思ってはいけないよ」

もう30年以上前のことですが、わたしはこのことが忘れられません。

誤解を恐れずにいえば、この世に病気を治す名医などいません。いるとすれば、患者さんの治癒力を引き出す名医です。

わたしの仕事は、患者さんの病気を治すのではなく、自己治癒力を高めるお手伝いをすることだと思っています。

手術が必要なこともあります。薬が効果的なこともあります。しかし、何より大切なのは、自己治癒力をいかに引き出すか。

自己治癒力を高めることが、痔を治す一番の近道です。

わたしはこれまで患者さんから大きな力をいただいてきました。

もう痔が完治して、どこも悪くないのに、「たまには平田先生の顔を見ないとね」と毎年お見えになる方がいらっしゃいます。重度の肛門狭窄を克服して幸せをつかんだ方から、感謝のお手紙をいただいたこともあります。

患者さんが自らの力で痔を治して喜ばれている姿を見ることほど、うれしいことはありません。

わたしの願いはたったひとつ。

皆さんが「元気で100歳」を迎えること。

痔は命にかかわる病気ではありません。だからこそ、健康のヒントを見つける、いいきっかけになるのです。

生活習慣を変えれば、痔がよくなる。

痔を治そうとすると、ほかの病気もよくなる。

体の調子がよくなれば、毎日がいきいきしたものになり、長生きする。

本書が、そんなプラスのサイクルを生み出すきっかけになれば、望外の喜びです。

2018年9月

平田雅彦

本書は２０１８年10月に小社より刊行された単行本を加筆・再編集したものです。

［著者プロフィール］

## 平田雅彦（ひらた・まさひこ）

平田肛門科医院 院長
日本大腸肛門病学会肛門領域指導医

「手術をしないで治す」を信条とする、日本を代表する肛門科専門医。筑波大学医学専門学群卒業後、1982年に慶應義塾大学医学部外科学教室に入局し、一般外科を研修。1985年に社会保険中央総合病院大腸肛門病センター（現：東京山手メディカルセンター）へ入り、大腸肛門病の専門医となる。1987年に東京・青山にある平田肛門科医院の3代目院長に就任。「痔は生活習慣病。主な治療は生活改善」という考えのもと、ストレスマネジメント、食事指導、ビフィズス生菌投与、排便イメージトレーニングなどをおこない、のべ40万人以上の痔患者を改善に導いた。痔核を切除せずに縮小させる「ICG併用半導体レーザー照射法」を全国に先駆けて導入したパイオニアでもある。著書に『新版　痔の最新治療』（主婦の友社）、『痔の9割は自分で治せる　カリスマ専門医が教える33の極意』（マキノ出版）などがある。

## 平田悠悟（ひらた・ゆうご）

平田肛門科医院 副院長
日本外科学会　専門医
大腸肛門病学会　専門医（肛門領域）
日本消化器内視鏡学会　専門医


2009年筑波大学医学専門学群卒業後、東京大学大腸肛門外科入局。2018年に東京山手メディカルセンター大腸肛門病センターに出向し、大腸肛門病の専門医としての豊富な臨床経験を積む。2020年東京大学大学院医学系研究科外科学専攻医学博士課程修了。2022年より平田肛門科医院に4代目として勤務。腸内環境を整えることで肛門疾患の悩みから解放されるだけでなく、総合的な健康増進を指導している。

■ 平田肛門科医院ホームページ
https://www.dr-hips.com

**アチーブメント出版**

[ X（旧twitter）]
**@achibook**

[ facebook ]
**https://www.facebook.com/achibook**

[ Instagram ]
**achievementpublishing**

40万人を診た専門医が教える
# 自分で痔を治す方法

2023年（令和５年）９月30日　第１刷発行

| | |
|---|---|
| 著者 | 平田雅彦　平田悠悟 |
| 発行者 | 塚本晴久 |
| 発行所 | アチーブメント出版株式会社<br>〒141-0031 東京都品川区西五反田2-19-2 荒久ビル4F<br>TEL 03-5719-5503 ／ FAX 03-5719-5513<br>https://www.achibook.co.jp |
| 装丁・本文デザイン | 轡田昭彦＋坪井朋子 |
| マンガ | シェリーカトウ |
| イラスト | 福場さおり（株式会社コヨミイ） |
| 編集協力 | 山口慎治、est Inc. |
| 校正 | 株式会社ぷれす |
| 印刷・製本 | 株式会社光邦 |


ISBN978-4-86643-147-5